囊胚玻璃化冷冻
——从胚胎实验室到临床

主　编　王秀霞　李　达
副主编　杨大磊　方媛媛
编　委（以姓氏笔画为序）
　　　　王秀霞　中国医科大学附属盛京医院
　　　　方媛媛　中国医科大学附属盛京医院
　　　　冯　迪　中国医科大学附属盛京医院
　　　　李　达　中国医科大学附属盛京医院
　　　　杨大磊　中国医科大学附属盛京医院
　　　　焦　娇　中国医科大学附属盛京医院

科学出版社
北　京

内容简介

本书在讲解囊胚形成和发育相关理论的同时，在充分描述治疗过程和细节的背景下，首次将不孕因素（输卵管因素、排卵障碍、子宫内膜异位症、卵巢储备功能下降、男方因素、双方因素、不明原因等）、IVF 治疗策略、配子特征、囊胚发育及行玻璃化冷冻前后的形态学特征与移植后结局系统描述，同时通过实时收集的 500 余幅代表性图像使读者直观领会其中要点。

本书可供生殖医学、发育生物学、低温冷冻学及相关专业的医生、胚胎学工作者、科研人员、教师和学生阅读使用。

图书在版编目（CIP）数据

囊胚玻璃化冷冻：从胚胎实验室到临床 / 王秀霞，李达主编 . —北京：科学出版社，2019.8

ISBN 978-7-03-061426-1

Ⅰ.①囊… Ⅱ.①王… ②李… Ⅲ.①人体胚胎学-冷冻胚胎-实验胚胎学 Ⅳ.① R321-33

中国版本图书馆 CIP 数据核字（2019）第 111362 号

责任编辑：戚东桂 / 责任校对：张小霞
责任印制：肖 兴 / 封面设计：龙 岩

科 学 出 版 社 出版
北京东黄城根北街16号
邮政编码：100717
http://www.sciencep.com

三河市春园印刷有限公司 印刷
科学出版社发行 各地新华书店经销
*
2019年8月第 一 版　开本：787×1092　1/16
2019年8月第一次印刷　印张：14 3/4
字数：341 000
定价：148.00元
（如有印装质量问题，我社负责调换）

前　言

近30年，胚胎培养技术的迅速发展显著促进了囊胚培养与囊胚移植技术的临床应用。当前，在人类辅助生殖技术的实践过程中，单囊胚移植已被普遍采用，同时对需冷冻囊胚有效并可靠的低温保存方法也随之不断更新。相比细胞胚，囊胚存在囊腔和体积更大、细胞数量更多、结构更复杂的特点，因此对冷冻技术的要求也相应更高。在此背景下，囊胚的玻璃化冷冻技术应运而生。玻璃化冷冻即进入细胞内高浓度的冷冻保护剂，在快速降温过程中，使溶液呈现为一种极其黏稠、介于液体和晶体之间的"玻璃态"，从而阻止冰晶形成对细胞造成物理和化学损伤的冷冻方式。多年来的临床实践证明，玻璃化冷冻是一种可靠的囊胚冷冻技术，同时正是这种技术使囊胚复苏后实现了"近乎完美"的着床率、临床妊娠率和活产率，极大地促进了单囊胚移植的推广应用。

那么玻璃化冷冻的特点和优势在哪里？冷冻前后如何筛选出更具有发育潜能的囊胚？如何解读不同不孕因素来源的囊胚、具备不同发育和形态特点的囊胚与移植后结局的关系？这些仍是生殖工作中持续受到关注的热点和难点问题。截至目前，基于形态学的定性方法仍然是最简单、行之有效的囊胚评价手段。但由于客观条件和技术限制，我们无法利用实时成像分析系统了解胚胎在冷冻过程中的形态学变化。因此，目前尚未有书籍围绕囊胚玻璃化冷冻前后的形态学及细胞学特征，系统介绍囊胚发育及移植后结局相关的理论知识和前沿进展。

本书在编写上注重将理论与实践运用于一体，全面追踪最新进展，内容深入浅出且应用性强，以切实解决实践中的问题。希望本书的出版能够帮助广大的生殖医学工作者系统地理解囊胚相关知识，尤其是囊胚行玻璃化冷冻后从胚胎实验室到临床结局之间的潜在联系。

由于时间仓促和学识有限，书中疏漏之处在所难免，敬请读者斧正。

中国医科大学附属盛京医院

李　达

2019年3月

目 录

第一章 囊胚概述 ·· 1
- 第一节 囊胚形态学评价 ·· 2
- 第二节 可利用囊胚与优质囊胚评价 ··· 8
- 第三节 囊胚培养体系评价 ··· 9
- 第四节 囊胚形态学评价与临床结局 ··· 10
- 第五节 囊胚辅助孵化 ··· 10
- 第六节 囊胚移植与卵裂期胚胎移植 ··· 12
- 第七节 辅助生殖技术、囊胚移植与单卵双胎 ··· 12

第二章 胚胎玻璃化冷冻与复苏技术 ··· 17
- 第一节 胚胎在冷冻及复苏过程中的损伤形式 ··· 17
- 第二节 冷冻保护剂的分类及技术原理 ·· 18
- 第三节 玻璃化冷冻 ·· 19
- 第四节 开放冷冻载体与封闭冷冻载体 ·· 20
- 第五节 囊胚的人工皱缩与玻璃化冷冻 ·· 21
- 第六节 自动玻璃化冷冻设备 ·· 22

第三章 临床诊治与冻融囊胚形态学特征 ·· 27
- 第一节 输卵管性不孕与冻融囊胚形态学特征 ··· 27
- 第二节 排卵障碍性不孕与冻融囊胚形态学特征 ······································· 119
- 第三节 子宫内膜异位症不孕与冻融囊胚形态学特征 ································ 139
- 第四节 卵巢储备功能下降与冻融囊胚形态学特征 ··································· 145
- 第五节 男性不育与冻融囊胚形态学特征 ·· 151
- 第六节 双方因素不孕与冻融囊胚形态学特征 ··· 189
- 第七节 不明原因不孕与冻融囊胚形态学特征 ··· 225

第四章 异常或特殊囊胚形态学特征 ··· 227

缩略词 ·· 229

第一章 囊胚概述

囊胚（blastocyst）是受精卵卵裂过程中，由桑葚胚进一步发育所形成的球形幼胚，它由内细胞团（inner cell mass，ICM）、滋养层细胞（trophectoderm cell，TE）、囊胚腔和透明带构成。在人类中，囊胚常形成于受精后第 5 天，直径介于 0.1～0.2 mm，由 200～300 个细胞组成，囊胚多于形成后 1 天（受精后 5～6 天）到达宫腔，脱掉透明带后，准备开始植入子宫，囊胚完全嵌入子宫内膜通常发生于受精后的 11～12 天（图 1-1，图 1-2）。

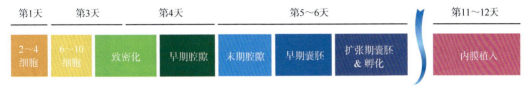

图 1-1 囊胚发育及植入

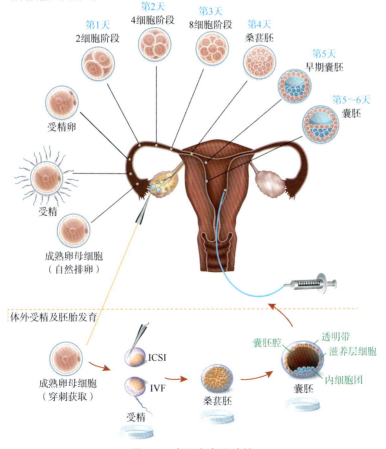

图 1-2 囊胚发育及移植

20世纪90年代初，胚胎培养技术的迅速发展显著促进了囊胚培养与囊胚移植技术的临床应用。在试管婴儿技术助孕的过程中，囊胚培养有利于筛选更具有发育潜能的胚胎，同时囊胚移植于子宫腔内，其植入过程更接近于自然状态[1,2]，因此，在某种程度上，囊胚培养可以获得更高的植入率，进而减少胚胎移植数量和相应的多胎妊娠[2]。

第一节 囊胚形态学评价

如何筛选出更具有发育潜能的囊胚，如何判断不同期别和级别的囊胚与临床妊娠率之间的关系，持续受到生殖界与学界的广泛关注。截至目前，基于形态学的定性方法仍然是最简单、行之有效的囊胚评价手段。

1993年，Dokras提出了较为简易的三级评分法[3]（表1-1），但该方法主观性较强，几乎无任何量化指标，因此较少被应用。1999年Schoolcraft和Gardner提出的囊胚评分系统[4]（表1-2），是从囊胚扩张程度、内细胞团和滋养层细胞的发育情况来进行评估，因其具有更多详细及客观的指标，很快便被大多数中心广泛应用。随后出现的一些评分系统也都是在Gardner评分系统基础上进行改良，包括2011年提出的伊斯坦布尔共识[5]（表1-3），即是以Gardner评分系统为基础进行了数字化转换，目的是可以将评分录入数值型数据库，便于统计分析。2016年中国人类体外受精-胚胎移植实验室操作专家共识[6]（表1-4），在Gardner评分的基础上做了更进一步的细化，有效降低了人员主观因素导致的差异。该系统推荐在囊腔完全扩张的阶段进行评估，因为此阶段的内细胞团和滋养层细胞更为清晰，而且囊胚在此阶段发育的时间较长，评估结果更为客观。该系统还加入了对内细胞团和滋养层细胞更为具体的量化评估指标（如大小、数量等）（表1-4），但囊胚的发育速度及质量会受临床的促排方案、实验室的培养条件、培养液的品牌及观察的时间点等多因素影响，因此这些量化指标能否作为划分囊胚质量的标准，还需要大量数据和临床研究来支持。

表1-1 Dokras人类囊胚评级

评级	形态描述
BG1	典型的发育，早期形成偏心囊腔，随后完全扩张为具有清晰ICM和TE的囊胚
BG2	形成单个或多个过渡阶段的囊腔，但通常在24～48小时后才形成与BG1形态相似的囊胚
BG3	ICM见多处退化灶（细胞呈现黑色和坏死样）并且囊腔塌陷24小时内不恢复扩张，或者虽然形成囊腔但退化灶广泛存在

注：BG. blastocyst grades，囊胚分级。

表1-2 Gardner & Schoolcraft人类囊胚评级系统

根据囊胚扩张程度和孵出状态分为6期：

分期	名称	形态描述	例图
1期	早期囊胚	囊胚腔<胚胎总体积的1/2	图1-3
2期	早期囊胚	囊胚腔≥胚胎总体积的1/2	图1-4
3期	囊胚	囊胚腔完全扩张充满整个胚胎	图1-5
4期	扩张期囊胚	胚胎体积明显增大且透明带变薄	图1-6
5期	孵出囊胚	滋养外胚层细胞开始从透明带疝出	图1-7
6期	完全孵出囊胚	囊胚全部从透明带中孵出	图1-8

第一章　囊胚概述

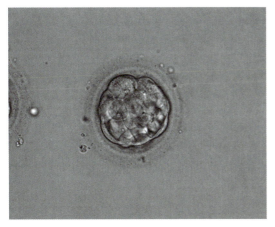

图1-3　1期囊胚，囊胚腔＜胚胎总体积的1/2，形成于D5（×200）

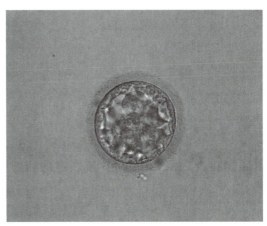

图1-4　2期囊胚，囊胚腔≥胚胎总体积的1/2，形成于D5（×200）

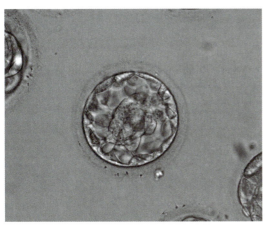

图1-5　3期囊胚，囊胚腔完全扩张充满整个囊胚，形成于D5（×200）

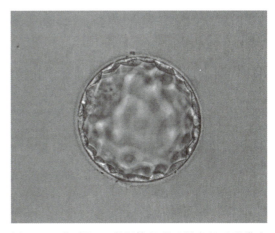

图1-6　4期囊胚，囊胚体积明显增大且透明带变薄，形成于D5（×200）

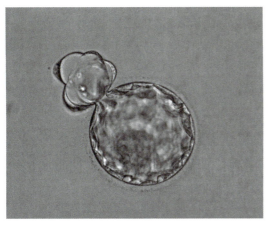

图1-7　5期囊胚，部分滋养层细胞正在从透明带疝出，形成于D5（×200）

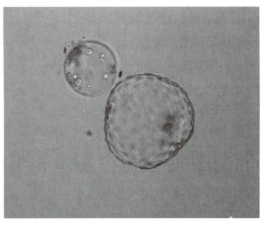

图1-8　6期囊胚，囊胚全部从透明带中孵出，透明带内可见明显碎片残留，形成于D6（×100）

3～6期囊胚还需对ICM和TE进行分级：

评级	ICM	例图	TE	例图
A	细胞数量多且紧致	图1-9	较多细胞组成结合紧密的上皮细胞	图1-12
B	少数细胞松散排列	图1-10	少数细胞组成	图1-13
C	细胞数极少	图1-11	极少细胞组成的松散上皮细胞	图1-14

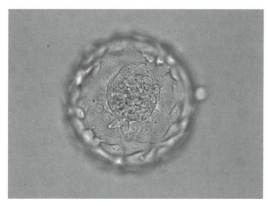

图1-9　内细胞团细胞数多且紧致，为A级（×200）　　图1-10　内细胞团少数细胞松散排列，为B级（×200）

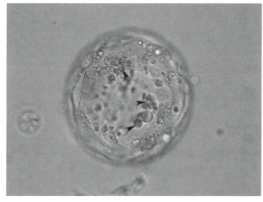 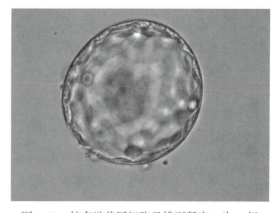

图1-11　几乎无法辨认内细胞团，且存在退化坏死灶，箭头所示（×200）　　图1-12　较多滋养层细胞且排列紧密，为A级（×200）

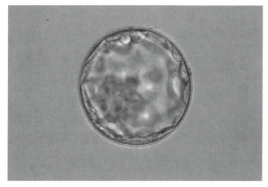 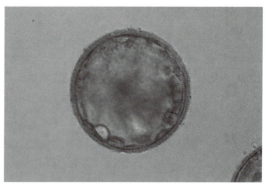

图1-13　滋养层细胞较少，排列不够均匀，为B级（×200）　　图1-14　滋养层细胞极少，为C级。此胚胎透明带着色（×200）

表 1-3 Istanbul 共识囊胚评级系统

	评分	等级	形态描述
发育阶段	1		早期囊胚
	2		囊胚
	3		完全扩张囊胚
	4		正在孵出或完全孵出囊胚
ICM	1	好	清晰易辨，有较多细胞融合且黏附紧密
	2	中等	易辨，由较多细胞松散组合在一起
	3	差	难辨，细胞很少
TE	1	好	较多细胞组成结合紧密的上皮细胞
	2	中等	少量细胞组成松散的上皮细胞
	3	差	细胞数极少

注：ICM 和 TE 的评分 1～3 分相当于 Gardner 的 A～C 级，完全扩张的囊胚具有好的 ICM 和中等的 TE 评分，即为 312。

表 1-4 2016 年中国专家共识细化的扩张期囊胚形态学评分标准

评分	ICM	例图
A	形态规则，直径在 60 μm 以上，细胞大小均匀，融合	图 1-15
B	形态不规则，直径在 60 μm 以上，细胞大小不均匀，有相当一部分没有融合	图 1-16
C	明显小于正常大小，细胞数极少	图 1-17

评分	TE	例图
A	沿囊胚"赤道面"分布的细胞数明显超过 10 个，大小均匀，在囊胚底面全部形态清晰，大多数可见细胞核	图 1-18
B	沿囊胚"赤道面"分布的细胞数 10 个左右，大小欠均匀，在囊胚底面的部分细胞形态清晰，部分可见细胞核	图 1-19
C	沿囊胚"赤道面"分布的细胞数明显少于 10 个，大小明显不均匀，滋养层细胞与透明带之间有明显的碎片残留，囊胚底面的细胞难以辨认	图 1-20

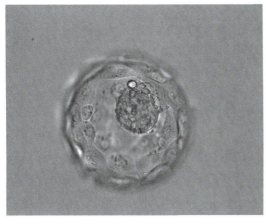

图 1-15 ICM 形态规则，直径约 75 μm，且细胞紧致、融合，为 A 级（×200）

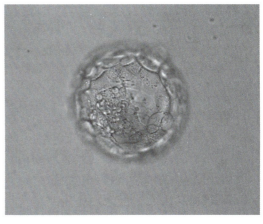

图 1-16 虽然 ICM 直径短轴约 70 μm，长轴约 90 μm，但形态不规则，且细胞排列松散，大小不均，为 B 级（×200）

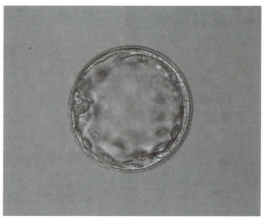

图 1-17　ICM 明显小于正常大小，细胞数极少，为 C 级（×200）

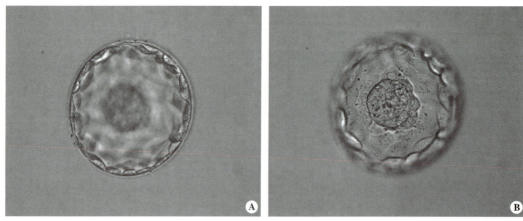

图 1-18　沿囊胚"赤道面"分布的滋养层细胞数约 15 个，大小均匀（×200）（A）；囊胚底面细胞形态清晰，大多数可见细胞核（×200）（B），为 A 级囊胚

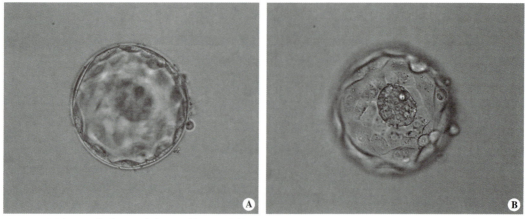

图 1-19　沿囊胚"赤道面"分布的滋养层细胞数约 10 个，大小欠均匀（×200）（A）；在囊胚底面的部分细胞形态清晰，部分可见细胞核（×200）（B），为 B 级囊胚

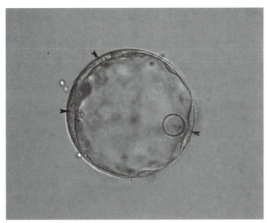

图 1-20 沿囊胚"赤道面"分布的滋养层细胞数明显少于 10 个，大小明显不均匀，为 C 级。滋养细胞与透明带之间有明显的细胞或碎片残留，箭头所示（×200）

另外，在囊胚的观察过程中还有一些在各评分系统中未被提及的其他现象。

1. 通过 time-lapse 观察会发现部分囊胚在扩张和孵出过程中会出现单次或多次不同程度的皱缩和再扩张，这种被认为是囊胚发育的正常现象。如果静态观察时，囊胚恰巧处于皱缩状态，可以等待 1～2 小时，待囊胚重新扩张后再行评估[5,7]。但也有文献报道，出现囊腔塌陷的囊胚虽不影响孵出，但囊胚种植率显著下降，推测可能是由于反复皱缩再扩张产生的机械应力和大量的能量消耗影响了囊胚的后续发育[8]。另一项研究则认为只有出现多次塌陷的囊胚才会影响其活产率，但这并不能作为独立的预测指标[9]。

2. 细胞退化现象（图 1-21），Hardy 等研究显示囊胚死亡细胞的数量会随着体外培养时间的延长而增加，D5 和优质 D6 囊胚死亡细胞指数＜10%，而 D6 的低质量囊胚细胞死亡指数增加至 27%[10]。当囊胚大面积出现退化死亡细胞时，将是不可逆的且将持续退变，这类胚胎无种植潜能[11]。

3. 胚胎在卵裂期形成的碎片多数会在随后的胚胎致密化过程中被排除在细胞团外，还有部分未参与致密化的卵裂球也同样会被排除，这些碎片和大细胞便会残留在卵周间隙甚至囊胚腔内，尤其当囊胚出

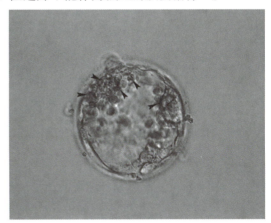

图 1-21 多处细胞呈黑色、退化样改变，箭头所示（×200）

现自然塌陷或经过冷冻前的人工皱缩后会更加明显（图 1-22）。Kovacic 等研究报道，与优质囊胚相比，含有碎片和大细胞残留的囊胚活产率显著降低[12]。也有学者认为碎片和大细胞的残留对种植率没有明显影响，只是会影响囊胚评级[7]，并且大细胞的残留也可能是一种胚胎自我修复的机制[13]。

4. 正在孵出的囊胚在观察时往往会呈现两种不同的孵出类型：一种是细胞从透明带

开口很小处孵出,形成类似"8"字形的状态(图 1-23);另一种则是从透明带开口较大处孵出,形成类似"U"字形的状态(图 1-23)。截至目前,"8"字形孵出、"U"字形孵出与单卵双胎的关系仍有争议[14-16],值得关注。

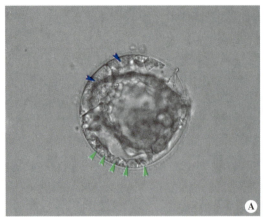 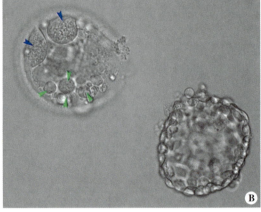

图 1-22　冷冻前行人工皱缩后的囊胚,可见大量细胞(蓝色箭头)和碎片残留(绿色箭头)(×200)(A);自然孵出的 6 期囊胚,透明带(左上)内可见大量细胞(蓝色箭头)和碎片残留(绿色箭头)(×200)(B)

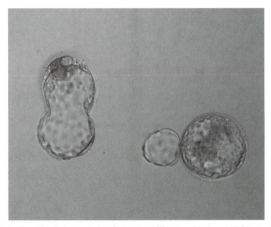

图 1-23　图中两枚正在孵出的 5 期囊胚,左侧囊胚透明带开口较大,形似"U"字;右侧囊胚透明带开口较小,形似"8"字(×100)

总之,客观量化指标越详细,囊胚评价的主观性差异就越小,预测胚胎种植潜能的意义就更大。

第二节　可利用囊胚与优质囊胚评价

早在 2004 年,Gardner 建议 3BB 以上级别的囊胚具有移植或冷冻价值[17]。然而伴随着囊胚培养体系和冷冻技术的不断进步,以及工作中时常观察到的内细胞团或滋养层细胞在 C 级时的囊胚移植后成功妊娠(排除内细胞团和滋养层细胞同时 C 级),3BB 这一较高标准对囊胚的"错杀"似乎已不适用于大多数中心。因此我们在与国内外同行广泛交流后,建议可以将 D5 和 D6 3BB 以上级别囊胚定义为优质囊胚(AA,AB,BA,BB);将 3 期以上除外内细胞团和滋养层细胞同时为 C 级别的囊胚定义为可利用囊胚(AA,AB,AC,BA,BB,BC,CA,CB)[18],但鉴于可利用囊胚这一概念的主观性,维也纳共识里也较宽泛地将可利用胚胎/囊胚定义为用于冷冻及移植的胚胎。

第三节 囊胚培养体系评价

众所周知,对于囊胚的形态学描述和评价受限于多种因素,尤其会受培养液成分、培养条件(如 PO_2)、观察时间、观察人员的专业素质等因素影响。在某些层面上,由于胚胎培养方式的不同,国际上对于囊胚培养的评价和国内略有不同。

2017 年 ESHRE 及 Alpha 专家制定的维也纳共识(The Vienna Consensus)建议将如下 4 个参数作为囊胚培养和移植的评价指标(表 1-5):囊胚形成率(blastocyst development rate)、优质囊胚形成率(good blastocyst development rate)、优质囊胚比率(the proportion of good quality blastocysts)、D5 囊胚移植率(day 5 embryo transfer rate)。然而,针对囊胚培养体系评价指标的计算,由于囊胚培养策略不同,在中国和国际上有一个显著差异。中国大多数中心会选择性地进行囊胚培养,然而在国际上,以美国为例,大多数中心所获得的 D3 胚胎中极高比例,甚至全部进行囊胚培养,因此这些中心较容易以 2PN 合子数作为评价囊胚形成率的分母,而中国的中心则多以卵裂期胚胎数(D3 ≥ 4 细胞的胚胎数)作为分母进行计算。

表 1-5 维也纳共识囊胚培养质量评价

	计算方式	能力值/基准值	指标价值
囊胚形成率	D5 囊胚/2PN 合子 D5 囊胚:受精后(116±2)小时,由正常受精卵发育形成的囊胚,不考虑囊胚分期及质量	≥40%/≥60%	评价从受精卵到囊胚形成的培养效能
优质囊胚形成率	D5 优质囊胚/2PN 合子	≥30%/≥40%	评价从受精卵到优质囊胚形成的培养效能
优质囊胚比率	优质囊胚数/形成的囊胚数	NA	NA
D5 囊胚移植率	在 D1 ≥ 1 枚 2PN 的周期中,D5 至少具有 1 枚可利用囊胚周期的比例	NA	反映培养体系效能,但干扰因素众多(受囊胚培养体系及条件、观察及评价时间和标准、移植策略、PGD/PGS 的使用等影响),因此不同中心指标变异范围较大

注:NA. not applicable,不适用。

2018 年 9 月中华医学会生殖医学分会制定的"胚胎实验室关键指标质控专家共识"建议:将囊胚形成率作为胚胎实验室的关键指标;将优质囊胚形成率、优质囊胚比率、

D5 囊胚移植率作为胚胎实验室的一般指标。

囊胚形成率中的囊胚定义为受精后（116±2）小时，由正常受精卵发育形成的囊胚，不考虑囊胚分期及质量。囊胚形成率=（D5/D6/总的囊胚数）/正常受精卵子数×100%。

优质囊胚定义为 Gardner 评分标准中 3 期及 3 期以上且内细胞团和滋养层评分不含 C 的囊胚。优质囊胚形成率=优质囊胚数/正常受精卵子×100%。

优质囊胚比率=优质囊胚数/囊胚形成数×100%。

D5 囊胚移植率=至少有 1 个由正常受精卵发育而来 D5 可利用囊胚的周期数/囊胚培养周期数×100%。

第四节　囊胚形态学评价与临床结局

在体外受精-胚胎移植（IVF-ET）的治疗中，胚胎发育潜能的正确评价是未来获得良好妊娠结局的基本保障[19]。迄今为止，基于形态学的评价方法仍是最简单、行之有效的囊胚筛选手段，如上已详细介绍囊胚形态学评分，如下将系统评述近些年来囊胚形态学特征与临床结局的可能关系。

桑葚胚阶段的胚胎进一步发育，细胞开始分化，聚集在胚胎一侧的细胞团，称为内细胞团，将发育成胎儿的各种组织，而沿透明带内壁扩展和排列的细胞，称为滋养层细胞，将发育成胚膜和胎盘。理论上来说，虽然内细胞团和滋养层细胞的发育潜能不同，但对后期胎儿的发育均至关重要。然而更多的研究支持滋养层细胞的形态学特征，对囊胚的发育潜能和生殖结局更具预测价值[20-24]，而以内细胞团作为预测手段的证据并不多见[25]。

随着胚胎的进一步发育，胚胎的内部开始出现含有液体的囊胚腔，这个时期的胚胎叫做囊胚，伴随着囊胚腔的不断扩张，囊胚的发育日渐成熟。值得注意的是，大量研究建议囊胚的发育速度（D5 囊胚显著优于 D6 囊胚）[26,27]、新鲜囊胚囊胚腔的扩张速度和冷冻复苏囊胚囊胚腔的再扩张速度与生殖结局关系密切[20,24,26,28,29]，甚至有研究建议囊胚的扩张程度与染色体倍性有一定联系[30]，可见囊胚扩张这一动态过程似乎更能反映囊胚的发育潜能。

另外，仍然有一些非主流的研究建议：囊胚的形态与染色体的倍性有关[31,32]；囊胚发育的速度与染色体非整倍体有关[31]；性别与囊胚级别有关，男性胚胎发育更快速[33]；更高评级的滋养层细胞与男性倾向可能有一定联系[30]，但这些证据的可靠性仍值得商榷。

第五节　囊胚辅助孵化

人为地破坏透明带的技术被称为辅助孵化，就是利用激光、机械或化学等方法在胚胎透明带上制造一处缺损或裂隙（图1-24），有利于胚胎从透明带孵出，增加着床的可能性。然而辅助孵化技术是否能改善临床妊娠结局仍存在风险和争议[34]。

辅助孵化可能通过下列三种机制改善胚胎植入：①体外受精、冷冻保存或细胞培养会引起透明带硬化[35,36]，辅助孵化可以解决这类问题；②辅助孵化可能与胚胎植入预期有关[37]，用外源性促性腺激素进行卵巢刺激的患者的植入窗口期相比自然周期患者提前了1～2天[38]；③人工开放透明带也可以促进胚胎和子宫内膜之间的代谢产物、生长因子和信息的交换[39]。

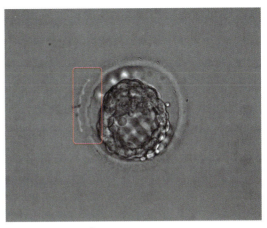

图1-24 复苏后4期囊胚，利用激光将透明带打掉其周长的1/5～1/4（红框处）（×200）

就辅助孵化技术是否能够改善其他重要的临床结局，如活产率、多胎妊娠率等，以及是否与一些不良妊娠结局如流产率相关等，早期两篇Meta分析提出了这些问题的分析结果[40,41]。然而这两篇研究存在一些显著的研究限制，例如，Carney等使用的是固定效应模型，而没有采用更合理的随机效应模型来分析和报道关于辅助孵化的研究结果[40]；同时这两项研究使用了差异的风险评估体系，包括不同的数据源论文，因此得出的结论需要谨慎理解。

近期的研究遵循国际公认的PRISMA声明，对最新的涉及辅助孵化的随机对照试验进行了系统回顾，在增加研究统计学效能的同时，对以往的研究结果进行了更新，该研究结果显示[42]：

1. 就临床妊娠率而言，辅助孵化能够适度提高临床妊娠率（证据B级）；相比IVF，ICSI可以适度提高临床妊娠率（证据A级）；既往有不良IVF结局的新鲜胚胎移植可以适度提高临床妊娠率（证据B级）；既往无不良IVF结局的冻融胚胎移植可以明显提高临床妊娠率（证据A级）。

2. 就活产率而言，没有证据提示辅助孵化能够增加活产率（证据C级）。

3. 就多胎妊娠率，辅助孵化可以明显提高多胎妊娠率（证据B级）；相比化学法和机械法，激光法可以明显提高多胎妊娠率（证据A级）；相比IVF，ICSI可以明显提高多胎妊娠率（证据B级）；相比冻融胚胎移植，新鲜胚胎移植可以明显提高多胎妊娠率（证据B级）；既往无不良IVF结局的新鲜胚胎移植可以显著提高多胎妊娠率（证据A级）。

4. 就流产率而言，没有证据提示辅助孵化能够增加流产率（证据C级）。

结果的证据级别定义为：A级，支持或反对该建议的证据强有力；B级，支持或反对该建议的证据中等强度；C级，没有足够的证据来支持或反对该建议。

一项临床对照试验评估了134名应用激光辅助孵化技术后的新生儿结局，该研究发现主要先天畸形率（2.2%）和轻度先天畸形率（10.4%）并未显著增加，同期同机构的所有新生儿这两项畸形率分别为3.0%和11.1%[43]。未来仍需开展更多临床对照试验，进一步研究新生儿其他系统的畸形。另外，由于还没有充分证据能够证明辅助孵化确实有利于妊娠结局，美国生殖技术协会和美国生殖医学会建议：≥38岁的女性或胚胎质量较差的女性，在至少有两个移植周期失败的基础上，选择性地应用辅助孵化技术。

据目前研究分析，辅助孵化可能会提高部分特殊人群的临床妊娠率和多胎妊娠率，但未来仍需更多更广的更高级别的试验来研究辅助孵化技术对活产、流产和其他长期妊娠结局的影响。

第六节 囊胚移植与卵裂期胚胎移植

首先比较确定的是，囊胚培养更适宜应用于在IVF过程中获卵数和胚胎数较多或胚胎需要进行遗传学诊断和筛查的人群。另外，虽然有研究建议，与卵裂期胚胎相比，在新鲜移植周期[1,44]和解冻移植周期中[45]，囊胚移植会提高活产率（证据级别均不高）；也有研究报道，在Good-Prognosis人群中，囊胚移植会提高活产率[46]，但值得注意的是：

1. 在Unselected和Poor-Prognosis人群中，囊胚移植没有显著优势，并且会增加无胚胎可利用的风险[46]。
2. 囊胚移植并未增加累计妊娠率[47,48]。
3. 在新鲜移植周期中，囊胚移植会增加早产率[2,49,50]。
4. 延长胚胎体外培养时间，仍然会让我们顾虑其对性别比[49]，胚胎发育过程中的表观遗传学改变[49]，甚至未来胎儿安全性和出生缺陷的影响[2,49,51]。
5. 我们也不能忽略：延长胚胎体外培养时间会提高对技术人员素质的要求、产生其他原因所导致的无胚胎可冻和可用的情况[47]，以及对患者造成的额外的经济和精神负担[2]。

第七节 辅助生殖技术、囊胚移植与单卵双胎

单卵双胎是指一个受精卵在孕前期分裂发育为两个独立胚胎（图1-25）。近30年的研究证实，辅助生殖技术的应用与单卵双胎的发生密切相关[52-54]（图1-26）。

截至目前，主流观点认为囊胚移植与单卵双胎妊娠发生有关[49,52,55-60]。然而，截然相反的结论也时有报道[61-63]。另外值得关注的是，部分研究建议囊胚内细胞团的松散程度[64]、培养条件变化[52,61]、延长体外培养时间[53,65]与单卵双胎妊娠发生有关。而促排卵方案的运用[57]、ICSI[57,65]和PGD技术的使用[66]、针对胚胎透明带的操作[57,58,65,67]与单卵双胎无关，其中胚胎解冻移植与单卵双胎妊娠发生的关系仍存有异议[58,65,67]。双胎消失综合征（vanishing twin syndrome，VTS）在1945年被首次确认，指双胎或多胎在孕期中，其中一胎儿组织被另一胎、胎盘或母体吸收，其机制尚不清楚，发病率在多胎妊娠中占21%～30%，但有报道建议囊胚移植可以降低VTS风险[2]。

第一章 囊胚概述

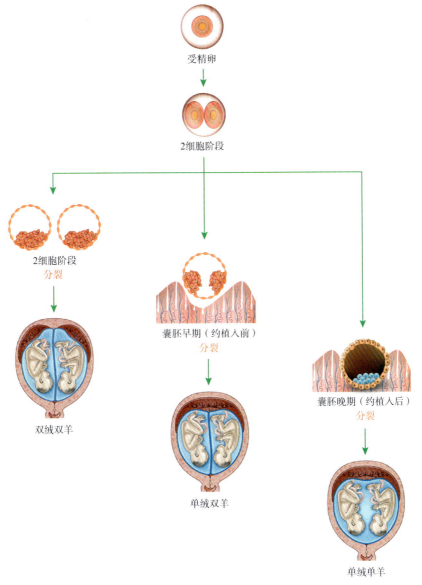

图 1-25 单卵双胎

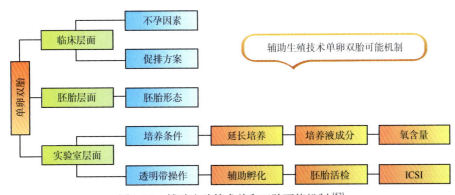

图 1-26 辅助生殖技术单卵双胎可能机制[52]

参 考 文 献

[1] Glujovsky D, Farquhar C, Quinteiro Retamar AM et al. Cleavage stage versus blastocyst stage embryo transfer in assisted reproductive technology. Cochrane Database Syst Rev. 2016, (6): CD002118.

[2] Martins WP, Nastri CO, Rienzi L et al. Obstetrical and perinatal outcomes following blastocyst transfer compared to cleavage transfer: a systematic review and meta-analysis. Hum Reprod.v 2016, 31 (11): 2561-2569.

[3] Dokras A, Sargent IL, Barlow DH. H uman blastocyst grading: an indicator of developmental potential? Hum Reprod. 1993, 8 (12): 2119-2127.

[4] Schoolcraft WB, Gardner DK, Lane M et al. Blastocyst culture and transfer: analysis of results and parameters affecting outcome in two in vitro fertilization programs. Fertil Steril. 1999, 72 (4): 604-609.

[5] Alpha Scientists in Reproductive M, Embryology ESIGo. The Istanbul consensus workshop on embryo assessment: proceedings of an expert meeting. Hum Reprod. 2011, 26 (6): 1270-1283.

[6] 中华医学会生殖医学分会第一届实验室学组.人类体外受精胚胎移植实验室操作专家共识.生殖医学杂志.2016,26(1):1-8.

[7] 孙莹璞，相文佩．人类卵子学．人民卫生出版社，2018：356-359.

[8] Marcos J, Perez-Albala S, Mifsud A et al. Collapse of blastocysts is strongly related to lower implantation success: a time-lapse study. Hum Reprod. 2015, 30 (11): 2501-2508.

[9] Bodri D, Sugimoto T, Yao Serna J et al. Blastocyst collapse is not an independent predictor of reduced live birth: a time-lapse study. Fertil Steril. 2016, 105 (6): 1476-1483 e1473.

[10] Hardy K, Handyside AH, Winston RM. The human blastocyst: cell number, death and allocation during late preimplantation development in vitro. Development. 1989, 107 (3): 597-604.

[11] Magli MC, Jones GM, Lundin K et al. Atlas of human embryology: from oocytes to preimplantation embryos. Preface. Hum Reprod. 2012, 27 Suppl 1: i1.

[12] Kovacic B, Vlaisavljevic V, Reljic M et al. Developmental capacity of different morphological types of day 5 human morulae and blastocysts. Reprod Biomed Online. 2004, 8 (6): 687-694.

[13] Lagalla C, Tarozzi N, Sciajno R et al. Embryos with morphokinetic abnormalities may develop into euploid blastocysts. Reprod Biomed Online. 2017, 34 (2): 137-146.

[14] Gu YF, Zhou QW, Zhang SP et al. Inner cell mass incarceration in 8-shaped blastocysts does not increase monozygotic twinning in preimplantation genetic diagnosis and screening patients. PLoS One. 2018, 13 (1): e0190776.

[15] Onodera Y, Takahashi K, Goto M et al. The location of "8"-shaped hatching influences inner cell mass formation in mouse blastocysts. PLoS One. 2017, 12 (4): e0175150.

[16] Yan Z, Liang H, Deng L et al. Eight-Shaped Hatching Increases the Risk of Inner Cell Mass Splitting in Extended Mouse Embryo Culture. PLoS One. 2015, 10 (12): e0145172.

[17] Gardner DK, Surrey E, Minjarez D et al. Single blastocyst transfer: a prospective randomized trial. Fertil Steril. 2004, 81 (3): 551-555.

[18] Ferreux L, Bourdon M, Sallem A et al. Live birth rate following frozen-thawed blastocyst transfer is higher with blastocysts expanded on Day 5 than on Day 6. Hum Reprod. 2018, 33 (3): 390-398.

[19] Cimadomo D, Capalbo A, Levi-Setti PE et al. Associations of blastocyst features, trophectoderm biopsy and other laboratory practice with post-warming behavior and implantation. Hum Reprod. 2018, 33 (11): 1992-2001.

[20] Ahlstrom A, Westin C, Reismer E et al. Trophectoderm morphology: an important parameter for predicting live birth after single blastocyst transfer. Hum Reprod. 2011, 26 (12): 3289-3296.

[21] Chen X, Zhang J, Wu X et al. Trophectoderm morphology predicts outcomes of pregnancy in vitrified-warmed single-blastocyst transfer cycle in a Chinese population. J Assist Reprod Genet. 2014, 31 (11): 1475-1481.

[22] Hill MJ, Richter KS, Heitmann RJ et al. Trophectoderm grade predicts outcomes of single-blastocyst transfers. Fertil Steril. 2013, 99 (5): 1283-1289 e1281.

[23] Honnma H, Baba T, Sasaki M et al. Trophectoderm morphology significantly affects the rates of ongoing pregnancy and miscarriage in frozen-thawed single-blastocyst transfer cycle in vitro fertilization. Fertil Steril. 2012, 98 (2): 361-367.

[24] Thompson SM, Onwubalili N, Brown K et al. Blastocyst expansion score and trophectoderm morphology strongly predict successful clinical pregnancy and live birth following elective single embryo blastocyst transfer (eSET): a national study. J Assist Reprod Genet. 2013, 30 (12): 1577-1581.

[25] Subira J, Craig J, Turner K et al. Grade of the inner cell mass, but not trophectoderm, predicts live birth in fresh blastocyst single transfers. Hum Fertil (Camb). 2016, 19 (4): 254-261.
[26] Desai N, Ploskonka S, Goodman L et al. Delayed blastulation, multinucleation, and expansion grade are independently associated with live-birth rates in frozen blastocyst transfer cycles. Fertil Steril. 2016, 106 (6): 1370-1378.
[27] Irani M, O'Neill C, Palermo GD et al. Blastocyst development rate influences implantation and live birth rates of similarly graded euploid blastocysts. Fertil Steril. 2018, 110 (1): 95-102.
[28] Du QY, Wang EY, Huang Y et al. Blastocoele expansion degree predicts live birth after single blastocyst transfer for fresh and vitrified/warmed single blastocyst transfer cycles. Fertil Steril. 2016, 105 (4): 910-919 e911.
[29] Van den Abbeel E, Balaban B et al. Association between blastocyst morphology and outcome of single-blastocyst transfer. Reprod Biomed Online. 2013, 27 (4): 353-361.
[30] Wang A, Kort J, Behr B et al. Euploidy in relation to blastocyst sex and morphology. J Assist Reprod Genet. 2018, 35 (9): 1565-1572.
[31] Capalbo A, Rienzi L, Cimadomo D et al. Correlation between standard blastocyst morphology, euploidy and implantation: an observational study in two centers involving 956 screened blastocysts. Hum Reprod. 2014, 29 (6): 1173-1181.
[32] Savio Figueira Rde C, Setti AS, Braga DP et al. Blastocyst Morphology Holds Clues Concerning The Chromosomal Status of The Embryo. Int J Fertil Steril. 2015, 9 (2): 215-220.
[33] Alfarawati S, Fragouli E, Colls P et al. The relationship between blastocyst morphology, chromosomal abnormality, and embryo gender. Fertil Steril. 2011, 95 (2): 520-524.
[34] Kissin DM, Kawwass JF, Monsour M et al. Assisted hatching: trends and pregnancy outcomes, United States, 2000-2010. Fertil Steril. 2014, 102 (3): 795-801.
[35] Carroll J, Depypere H, Matthews CD. Freeze-thaw-induced changes of the zona pellucida explains decreased rates of fertilization in frozen-thawed mouse oocytes. J Reprod Fertil. 1990, 90 (2): 547-553.
[36] DeMeestere I, Barlow P, Leroy F. Hardening of zona pellucida of mouse oocytes and embryos in vivo and in vitro. Int J Fertil Womens Med. 1997, 42 (3): 219-222.
[37] Liu HC, Cohen J, Alikani M et al. Assisted hatching facilitates earlier implantation. Fertil Steril. 1993, 60 (5): 871-875.
[38] Nikas G, Develioglu OH, Toner JP et al. Endometrial pinopodes indicate a shift in the window of receptivity in IVF cycles. Hum Reprod. 1999, 14 (3): 787-792.
[39] Cohen J, Alikani M, Trowbridge J et al. Implantation enhancement by selective assisted hatching using zona drilling of human embryos with poor prognosis. Hum Reprod. 1992, 7 (5): 685-691.
[40] Carney SK, Das S, Blake D et al. Assisted hatching on assisted conception (in vitro fertilisation (IVF) and intracytoplasmic sperm injection (ICSI). Cochrane Database Syst Rev. 2012, 12: CD001894.
[41] Martins WP, Rocha IA, Ferriani RA et al. Assisted hatching of human embryos: a systematic review and meta-analysis of randomized controlled trials. Hum Reprod Update. 2011, 17 (4): 438-453.
[42] Li D, Yang DL, An J et al. Effect of assisted hatching on pregnancy outcomes: a systematic review and meta-analysis of randomized controlled trials. Sci Rep. 2016, 6: 31228.
[43] Kanyo K, Konc J. A follow-up study of children born after diode laser assisted hatching. Eur J Obstet Gynecol Reprod Biol. 2003, 110 (2): 176-180.
[44] Embryology ESIGo, Alpha Scientists in Reproductive Medicine. Electronic address cbgi. The Vienna consensus: report of an expert meeting on the development of ART laboratory performance indicators. Reprod Biomed Online. 2017, 35 (5): 494-510.
[45] Holden EC, Kashani BN, Morelli SS et al. Improved outcomes after blastocyst-stage frozen-thawed embryo transfers compared with cleavage stage: a Society for Assisted Reproductive Technologies Clinical Outcomes Reporting System study. Fertil Steril. 2018, 110 (1): 89-94 e82.
[46] Practice Committee of the American Society for Reproductive Medicine, Practice Committee of the Society for Assisted Reproductive Technology. Blastocyst culture and transfer in clinically assisted reproduction: a committee opinion. Fertil Steril. 2018, 110 (7): 1246-1252.
[47] Glujovsky D, Farquhar C. Cleavage-stage or blastocyst transfer: what are the benefits and harms? Fertil Steril. 2016, 106 (2): 244-250.
[48] Martins WP, Nastri CO, Rienzi et al. Blastocyst vs cleavage-stage embryo transfer: systematic review and meta-analysis of

reproductive outcomes. Ultrasound Obstet Gynecol. 2017, 49（5）：583-591.

[49] Maheshwari A, Hamilton M, Bhattacharya S. Should we be promoting embryo transfer at blastocyst stage? Reprod Biomed Online. 2016, 32（2）：142-146.

[50] Alviggi C, Conforti A, Carbone IF et al. Influence of cryopreservation on perinatal outcome after blastocyst- vs cleavage-stage embryo transfer: systematic review and meta-analysis. Ultrasound Obstet Gynecol. 2018, 51（1）：54-63.

[51] Zhu Q, Wang N, Wang B et al. The risk of birth defects among children born after vitrified blastocyst transfers and those born after fresh and vitrified cleavage-stage embryo transfers. Arch Gynecol Obstet. 2018, 298（4）：833-840.

[52] Hviid KVR, Malchau SS, Pinborg A et al. Determinants of monozygotic twinning in ART: a systematic review and a meta-analysis. Hum Reprod Update. 2018, 24（4）：468-483.

[53] Knopman JM, Krey LC, Oh C et al. What makes them split? Identifying risk factors that lead to monozygotic twins after in vitro fertilization. Fertil Steril. 2014, 102（1）：82-89.

[54] Vitthala S, Gelbaya TA, Brison DR et al. The risk of monozygotic twins after assisted reproductive technology: a systematic review and meta-analysis. Hum Reprod Update. 2009, 15（1）：45-55.

[55] Chang HJ, Lee JR, Jee BC et al. Impact of blastocyst transfer on offspring sex ratio and the monozygotic twinning rate: a systematic review and meta-analysis. Fertil Steril. 2009, 91（6）：2381-2390.

[56] Franasiak JM, Dondik Y, Molinaro TA et al. Blastocyst transfer is not associated with increased rates of monozygotic twins when controlling for embryo cohort quality. Fertil Steril. 2015, 103（1）：95-100.

[57] Kawachiya S, Bodri D, Shimada N et al. Blastocyst culture is associated with an elevated incidence of monozygotic twinning after single embryo transfer. Fertil Steril. 2011, 95（6）：2140-2142.

[58] Mateizel I, Santos-Ribeiro S, Done E et al. Do ARTs affect the incidence of monozygotic twinning? Hum Reprod. 2016, 31（11）：2435-2441.

[59] Milki AA, Jun SH, Hinckley MD et al. Incidence of monozygotic twinning with blastocyst transfer compared to cleavage-stage transfer. Fertil Steril. 2003, 79（3）：503-506.

[60] Nijs M, Vanderzwalmen P, Segal-Bertin G et al. A monozygotic twin pregnancy after application of zona rubbing on a frozen-thawed blastocyst. Hum Reprod. 1993, 8（1）：127-129.

[61] Moayeri SE, Behr B, Lathi RB et al. Risk of monozygotic twinning with blastocyst transfer decreases over time: an 8-year experience. Fertil Steril. 2007, 87（5）：1028-1032.

[62] Papanikolaou EG, Fatemi H, Venetis C et al. Monozygotic twinning is not increased after single blastocyst transfer compared with single cleavage-stage embryo transfer. Fertil Steril. 2010, 93（2）：592-597.

[63] Sharara FI, Abdo G. Incidence of monozygotic twins in blastocyst and cleavage stage assisted reproductive technology cycles. Fertil Steril. 2010, 93（2）：642-645.

[64] Otsuki J, Iwasaki T, Katada Y et al. Grade and looseness of the inner cell mass may lead to the development of monochorionic diamniotic twins. Fertil Steril. 2016, 106（3）：640-644.

[65] Liu H, Liu J, Chen S et al. Elevated incidence of monozygotic twinning is associated with extended embryo culture, but not with zona pellucida manipulation or freeze-thaw procedure. Fertil Steril. 2018, 109（6）：1044-1050.

[66] Verpoest W, Van Landuyt L, Desmyttere S et al. The incidence of monozygotic twinning following PGD is not increased. Hum Reprod. 2009, 24（11）：2945-2950.

[67] Nakasuji T, Saito H, Araki R et al. The incidence of monozygotic twinning in assisted reproductive technology: analysis based on results from the 2010 Japanese ART national registry. J Assist Reprod Genet. 2014, 31（7）：803-807.

第二章 胚胎玻璃化冷冻与复苏技术

本章节主要通过如下三部分内容，系统讲解玻璃化冷冻的技术优势和特点：①胚胎在冷冻复苏过程中的损伤；②冷冻保护剂的分类及技术原理；③玻璃化冷冻技术与慢速冷冻技术。同时结合最新进展，对当下胚胎玻璃化冷冻领域热点问题，如开放载体与封闭载体比较、人工皱缩、自动玻璃化冷冻仪的技术原理等要点进行深入解析。

第一节 胚胎在冷冻及复苏过程中的损伤形式

胚胎冷冻保存及复苏过程中易受到一系列的损伤，主要包括以下 3 个层面：①物理损伤 - 冰晶形成；②化学损伤 - 溶质效应；③渗透性休克。

1. **物理损伤 - 冰晶形成** 冰晶形成对细胞所造成的损伤是在冷冻复苏过程中最常见且最重要的细胞损伤方式[1]。细胞内的水会在温度降低到冰点以下形成冰晶，冰晶通过机械作用对细胞膜、细胞器和细胞骨架造成伤害。因此各种冷冻方案大多会利用渗透性冷冻保护剂和非渗透性冷冻保护剂来降低细胞内水含量，减少冰晶损伤。应对：适度控制降温速率，冷冻前使胚胎充分脱水（如慢速冷冻）；提高降温速率，使胞内水分在冷冻过程中快速形成玻璃化状态，不形成冰晶（如玻璃化冷冻）。

但值得注意的是：①降温速率过慢时，虽然细胞内水分可以充分脱出，减少冷冻时冰晶对细胞的伤害，但同时细胞也可能因为严重脱水而导致结构异常，蛋白质、核酸等大分子功能同时受到影响；②降温速率较快时，细胞内水分不能充分脱出，在冷冻过程中形成冰晶对细胞造成物理损伤；③降温速率非常快时，细胞内水分会呈现为无规则排列的玻璃化状态，虽然形成了数目多且体积小的冰晶，避免了大冰晶的形成，但当采取快速复温的复苏方法时，细胞仍能存活。值得注意的是，若在复苏过程中复温速率较慢，仍会产生重结晶现象，即细胞内小冰晶重结晶成大冰晶，同样会对胚胎造成致命损伤。

2. **化学损伤 - 溶质效应** 在细胞降温过程中，细胞外溶液中的水先结冰，使细胞外溶质浓缩，渗透压升高，会对细胞造成伤害。同样，如果降温速度太慢或细胞长时间暴露于高渗透压的环境中，细胞内水充分外流，细胞内溶质浓度极度增加，会使细胞膜的脂蛋白复合物和胞质内的一些其他功能蛋白变性，对细胞造成损伤。应对：可通过快速冷冻，缩短胚胎内高渗状态的持续时间来减弱溶质效应对胚胎造成的伤害。

3. **渗透性休克** 细胞在冷冻前高度脱水，并且在降温过程中会形成冰晶，使得细胞内渗透压更高，如将细胞置入相对低渗的培养液中，细胞外水分的快速进入，将导致细胞膨胀破裂。应对：提高细胞外培养液渗透压，但要注意操作时间过长产生的溶质损害。

第二节 冷冻保护剂的分类及技术原理

冷冻保护剂是一类化学物质，它可以减少低温或超低温对细胞造成的损害，如冰晶形成、脱水、溶质效应、DNA-RNA-蛋白质等大分子物质变性及其骨架结构损伤、渗透性休克等。这类物质通常具有高度的水溶性，会随着冰晶形成而浓度增加，但不被析出，通过调整自身渗透压的方法，进一步帮助细胞脱水。同时，当渗透性冷冻保护剂进入细胞后，能增加整个细胞的黏度和溶质浓度，减弱冰晶生长的驱动力，推迟冰晶的形成速度。当浓度增加到一定程度后，能够帮助整个系统在相对较慢的冷却速率下玻璃化，避免细胞损伤。

（一）常用的冷冻保护剂

常用的冷冻保护剂主要分为三大类。

1. 渗透性冷冻保护剂　渗透性保护剂相对分子质量较小，能自由并迅速透过细胞膜，结合水分子发生水合作用，使溶液的黏性增加，从而弱化了水的结晶过程；另外它可以通过降低细胞内外的渗透压差，控制细胞脱水引起的皱缩程度和速度；同时它也可以与细胞内 DNA-RNA-蛋白质等物质结合，维持结合水和这些生物大分子的结构稳定。

主要的渗透性冷冻保护剂包括乙二醇（EG）、丙二醇（PROH）、丙三醇（甘油）、二甲基亚砜（DMSO）等。

2. 非渗透性冷冻保护剂　它的分子质量相对较大，不能透过细胞膜，通过提高细胞外渗透压，诱导细胞内水分脱出，抑制冰晶形成，达到减少细胞损伤的目的。同时，这类保护剂在细胞复温时意义重大，可以预防渗透性休克的发生。细胞复温时，复苏液中常不含有渗透性冷冻保护剂，并且之前进入细胞的渗透性保护剂需要在非渗透性冷冻保护剂的作用下离开细胞，同时这种非渗透性冷冻保护剂维持的渗透压差有效地控制了水分子进入细胞的速度，避免了渗透性休克的发生。

主要的非渗透性冷冻保护剂包括蔗糖、葡萄糖、果糖、棉籽糖、海藻糖等，其中蔗糖使用范围最广。

3. 其他类型冷冻保护剂　在冷冻复苏液中，常添加一些其他的大分子物质，它们均从不同层面营养细胞，同时降低或避免细胞被各种物理和化学因素损伤，并改善玻璃化冷冻和复苏进程。但这些大分子物质分子质量巨大、摩尔浓度较低，因此对渗透压影响很小，不宜与非渗透性冷冻保护剂归为一类。

其他类型冷冻保护剂主要包括血清白蛋白（BSA）、胎牛血清（FCS）、聚蔗糖（Ficoll）、聚乙烯吡咯烷酮（PVP）、聚乙烯乙二醇（PEG）等。

（二）如何减少冷冻保护剂的影响

1. 选择适合的冷冻保护剂。
2. 缩短细胞在冷冻保护剂中的暴露时间。

3. 应用某些化学物质降低 DMSO 的化学毒性，如甲酰胺、乙酰胺、丙二醇。

4. 冷冻保护剂的穿膜效率常小于水分子，所以整个冷冻复苏过程其实是在水分子和冷冻保护剂相互渗透的过程中维持平衡，因此逐步加载、移出冷冻保护剂，减少细胞内外的渗透压差，控制细胞体积的过度变化非常重要。

（三）冷冻保护剂的去除

将复苏后的胚胎移入含有高浓度的非渗透性保护液中，用浓度梯度递减的复苏液逐步稀释，有助于脱除细胞内渗透性冷冻保护剂而避免造成新的渗透性损伤。

第三节 玻璃化冷冻

玻璃化：通过快速降温越过冰晶形成阶段，不发生结晶即可固化，使溶液呈现为一种无规则结构的稳定玻璃样固体，不存在离子和溶质在细胞内的再分布，保持液态时分子和离子的正常分布。

玻璃化冷冻的技术原理：高浓度的冷冻保护剂在快速降温过程中，会使得液体的黏性增加，形成一种极其黏稠、介于液体和晶体之间的"玻璃态"，而无任何形式的冰晶形成，从而减少胚胎内冰晶形成所造成的物理和化学损伤（玻璃化冷冻与慢速冷冻的区别见表 2-1；玻璃化冷冻与慢速冷冻能力值和基准值见表 2-2）。

表 2-1 玻璃化冷冻与慢速冷冻比较

冷冻方法	冷冻液浓度（mol/L）	降温速率（℃/min）	冷冻保护剂	细胞外结冰	细胞内玻璃化
玻璃化冷冻	4～8	＞2000	多种联合使用	否	是
慢速冷冻	1～2	0.3～1	较单一	是	是

注：① 玻璃化冷冻：应用高浓度冷冻保护剂，使胚胎内外液的晶核形成温度与玻璃态转化温度接近，控制冷冻保护剂与胚胎的平衡时间和温度，使对胚胎的毒性达到最低；② 慢速冷冻：植冰（诱发结冰）后控制降温速度，避免过快降温诱导的大冰晶形成；同时避免降温过于缓慢，胚胎过分脱水而产生溶质效应。

表 2-2 玻璃化冷冻与慢速冷冻能力值和基准值

	指标	冷冻方法	能力值（%）	基准值（%）
卵裂胚	复苏存活率	玻璃化冷冻	≥85	≥95
		慢速冷冻	≥60	≥85
	复苏完整率	玻璃化冷冻	≥70	≥85
		慢速冷冻	≥40	≥55
囊胚	复苏存活率	玻璃化冷冻	≥80	≥95
		慢速冷冻	≥70	≥85

注：此表格及如下定义来源于 2018 年 9 月中华医学会生殖医学分会制定的"胚胎实验室关键指标质控专家共识"：卵裂胚复苏存活定义为复苏后 ≥50% 卵裂球完整；卵裂胚复苏完整定义为复苏后所有卵裂球完整；囊胚复苏存活定义为解冻复苏后 ≥75% 细胞完整。复苏存活率 = 存活卵裂胚或囊胚数/复苏卵裂胚或囊胚总数 ×100%；复苏完整率 = 完整卵裂胚数/复苏卵裂胚总数 ×100%。

此外，在相同的玻璃化冷冻体系下，仍有一些能够参与影响囊胚复苏后移植结局的因素需要注意，如用于囊胚培养的细胞胚选择，选择 D5 还是 D6 囊胚进行玻璃化冷冻，囊胚玻璃化冷冻之前是否进行人工皱缩，囊胚复苏后是否进行辅助孵化等。尤其值得注意的是，囊胚玻璃化冷冻对于操作者的业务素质和熟练程度要求很高，例如，对于玻璃化液体（vitrification solution，VS）使用前温度的控制，对于胚胎在 VS 中暴露时间的控制，避免多步骤操作间的冷冻液体混合，胚胎装载手法等。

截至目前，有大量研究建议，与新鲜周期移植相比较，在改善临床妊娠率和围生期结局等方面，玻璃化冷冻后的胚胎并不逊色[2-4]，甚至在保持子宫内膜同步性方面更具备优势[5,6]，并且玻璃化冷冻技术在多个层面均显著优于慢速冷冻技术，尤其在临床妊娠和活产方面。因此，在胚胎低温冷冻保存领域，由玻璃化冷冻技术逐步取代慢速冷冻技术的时代已经到来[2,3,7-10]。

第四节 开放冷冻载体与封闭冷冻载体

当前玻璃化冷冻采用的载体类型主要包括开放载体和封闭载体。但在当前的冷冻载体领域，至少有超过 30 种不同载体，其中至少有 15 种载体已经完全商品化，但大多数载体均是在早期载体的基础上的微小改进，多种封闭载体也仅仅是在前期开放载体基础上的稍作修饰，但这种改进是否有效仍然不得而知。

载体的种类将直接决定卵母细胞和胚胎冷冻时的降温速率。为了使卵母细胞和胚胎直接与液氮接触，通过快速降温来达到最好的冷冻效果，首先应用于玻璃化冷冻的载体被设计为开放式。然而 20 世纪 90 年代初期，封闭载体逐渐被设计出来，意图是阻断病原体通过液氮在被冷冻体间的传播。近些年来，关于开放载体和封闭载体的优劣陷入各种"争论"，当然主要还是围绕着降温速率和病原体传播两个方面。如今，我们不仅仅能听到对于这两种技术的客观评价，但也时常会出现一些"偏见"，这种偏见可能来源于不严谨的科学设计所得出的实验结论、商业利益的干扰甚至是对于伦理和法律问题的过度思考。

近些年封闭载体主要用于卵母细胞和胚胎的冷冻，载体封闭后无疑会影响降温速率[11,12]。然而，近期研究几乎一边倒的建议：相比开放载体，封闭载体的玻璃化冷冻效果似乎并不影响卵母细胞[11,13-18]和胚胎[11,15,19-22]的各种形态学特征、发育潜能，甚至生殖结局，而相反的报道并不多见[23,24]。但是我们不能忽视的是，此前的大多数实验数据并非来源于前瞻性随机对照实验和多中心研究，证据级别并不太高。

病原体可以在液氮中存活是不争的事实，且有部分观点认为，在辅助生殖治疗的过程中，不育夫妇携带的病原体可能造成交叉感染。但截至目前，唯一公布的可以将事故归因于液氮交叉污染所引起的病原体感染事件是发生在储存大量血液制品的塑料液氮容器内[25]，而这种储存大量血液制品的液氮内的病原体量与储存胚胎的液氮环境中的病原体量并不在一个数量级上。另外，① 据估计，每年至少有近百万例患者会采取开放载体的方式进行胚胎或卵母细胞玻璃化冷冻，至今仍未见有病原体交叉感染的病例报道[12]；② 没有直接的证据表明病原体可以通过液氮在玻璃化冷冻的胚胎间进行传播[11]；③ 在卵子库和胚胎库中，无论使用开放载体还是封闭载体，这种细菌和真菌的污染情况均没有出现[26]；④ 在IVF的治疗过程中，将男性的精子与女性的卵母细胞受精并体外培养后移植女性宫腔，也未见交叉感染的报道[27,28]。最可能的解释是：储存配子或胚胎的液氮中病原体的含量远未达到感染阈值，并且在经过整个IVF过程中的多次稀释和冲洗，这种病原体的含量已经微乎其微，有数据估计，> 500 000次利用全开放载体进行玻璃化冷冻后移植，似乎都不会导致一次可检测到的感染，感染概率< 0.0002%[12]。

综上所述，当前仍需要更高级别的证据去全面了解开放载体和封闭载体的优劣，同时在风险和利益间对载体类型进行科学选择。

第五节 囊胚的人工皱缩与玻璃化冷冻

在进行囊胚观察时，有时会发现部分囊胚的囊腔塌陷，这种塌陷被称为皱缩。此时难以对内细胞团和滋养层细胞进行准确的形态学评价。实际上，多数囊胚从早期发育到完全孵出的过程中，会发生多次囊胚的自然皱缩和恢复扩张，但是皱缩状态持续的时间很短，通常不超过1小时，因此观察到皱缩状态的机会并不多见。如偶遇皱缩期囊胚，在条件允许的情况下，可以继续等待15分钟至1个小时后进行评价。

人工皱缩的主要原理是用显微操作针或激光穿透透明带和滋养层细胞（目前认为激光皱缩方式更理想[29,30]），将囊胚腔液释放出来，此时会出现囊腔塌陷甚至消失，滋养层细胞与内细胞团细胞皱缩成一个细胞团（图2-1A、B），囊胚内水分子的含量减少，充分避免了玻璃化冷冻时冰晶的形成，因此是一种有效的扩张期囊胚玻璃化冷冻的预处理方法。这种操作技术的发明与预想基本一致，许多研究数据都建议囊胚人工皱缩后行玻璃化冷冻，囊胚存活率更高，生殖结局也较理想[31-35]。但是不能忽略的是，囊胚腔液中含有相当水平的游离核酸分子[36-38]、蛋白质[39,40]、乳酸、葡萄糖、丙酮酸及天冬氨酸、谷氨酸、甘氨酸、丙氨酸和色氨酸等多种氨基酸[41,42]、金属离子[43]，并且已有研究建议这些物质可能参与胚胎的发育和着床[40]。

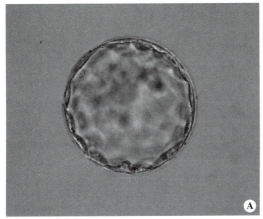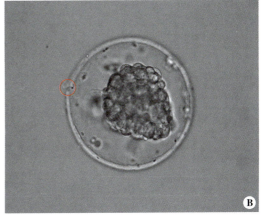

图2-1 人工皱缩前的4期囊胚，囊胚腔充分扩张，内含大量囊胚腔液（×200）（A）；激光法人工皱缩后的4期囊胚，由于囊胚腔液被释放，因此囊腔塌陷细胞皱缩成一团（红色圈为激光打口处，与图A为同一囊胚）（×200）（B）

可以想象这些生命物质均与囊胚各阶段细胞密切接触，在我们对这些成分的作用知之甚少的时代，"一放了之"也未尝不可，但是尤其需要注意的是这种囊胚腔液耗竭，是否会影响胚胎发育阶段细胞间的通讯，是否会改变环境与胚胎间的信息交互，仍不得而知。

为了维持生命体在体外的发育和存活，每一项辅助生殖技术，包括玻璃化冷冻、人工皱缩等，都引入了大量与胚胎本身组成不相关的外源物质。相信未来的辅助生殖技术所关注的问题不仅仅是临床妊娠和活产，更多的是要去关注如何保障生命体的远期安全。

第六节　自动玻璃化冷冻设备

目前市场上商品化的玻璃化冷冻试剂盒种类繁多，因其使用的冷冻保护剂和载体的不同，冷冻操作方案亦各有差异[3]，如胚胎暴露于冷冻保护剂的时间、温度、胚胎放入载体所携带的VS体积、降温复温速率、是否直接接触液氮等均不尽相同。而这些玻璃化冷冻方案的共同点均是需要依赖有经验的胚胎学工作者手工操作，虽然相比慢速程序化冷冻方案简化了很多步骤，但依然耗时耗力，且冷冻过程中的各个变量（如时间、温度、液体携带量）常难以精确控制，因此不同操作人员和生殖中心间玻璃化冷冻的结局差异较大[44]。

近年来，市场推出了一款半自动玻璃化冷冻仪（Gavi）（图2-2），胚胎学工作者只需将胚胎转移至其专用的载体（图2-3）即可，后续冷冻平衡液和玻璃化液的注入及交换均由冷冻仪完成，最终胚胎学工作者将载体直接投入液氮即可。因此该类玻璃化冷冻仪器常具备如下优势[45]：

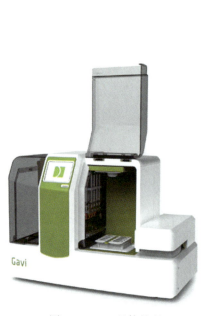

图2-2　Gavi整体外观

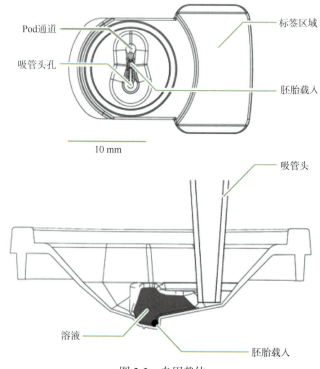

图2-3　专用载体

1. 标准化　各类液体的注入量、平衡时间、温度均由程序控制。
2. 门槛低　操作者仅需掌握胚胎转移即可，且界面友好、操作简单。
3. 通量较高　可同时冷冻4个载体。
4. 封闭体系　可有效降低病原微生物交叉污染的风险。
5. 降温速率较快　其载体降温速率可达14 100℃/min，虽然低于开放载体的降温速率（23 000℃/min），但远超其他手工操作封闭载体的降温速率（1300℃/min）。

虽然该设备相比于人工方案具有一定的自动化优势，也曾有报道称获得了较好的临床结局[46]，但该类仪器在国内乃至全球市场并未广泛采用，因此其冷冻效果和结局还有待大量高质量的临床数据和基础数据支持。同时，应用该类设备进行胚胎玻璃化冷冻仍然存在一些隐患和弊端，其中值得注意的是，因为整个冷冻过程均在设备内部完成，如冷冻程序进行过程中突发故障，似乎缺乏较理想的补救措施。

2018年Amir Arav等[47]介绍了另一款自动玻璃化冷冻仪器（Sarah）（图2-4），其工作原理与Gavi基本相同，首先人工将卵子或胚胎放入载体，后续的操作由仪器自动完成，甚至包括最后将载体投入液氮的过程，此外其解冻过程也同样实现了自动化，但该设备仅在动物模型（鼠和牛的卵子及胚胎）中获得较好的结果，暂未应用于人类的卵子和胚胎冷冻。

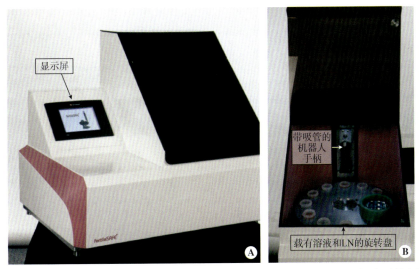

图2-4　A为Sarah整体外观；B为固定载体的机械手臂和承载冷冻试剂及液氮容器的金属轮盘

自动玻璃化冷冻仪与手工法对比见表2-3。

表2-3　自动玻璃化冷冻设备与手工法对比

	手工开放载体	手工封闭载体	Gavi	Sarah
胚胎挑选和装载	人工	人工	人工	人工
ES和VS平衡	人工	人工	自动	自动
时间和温度控制	人工	人工	自动	自动
载体投入液氮	人工	人工	人工	自动

续表

	手工开放载体	手工封闭载体	Gavi	Sarah
降温速率（℃/min）	23 000	1300	14 100	18 000
工作量	—	—	同时冷冻 4 支载体	同时冷冻 6 支载体
对人员要求	高	高	相对低	相对低
临床应用	广泛	广泛	少部分	未应用
病原体污染风险	存在	不存在	不存在	存在

为了获得更好的临床结局，保证操作流程的标准化，同时有效降低人力和时间成本，胚胎玻璃化冷冻及解冻的自动化将是发展的必然趋势。

参 考 文 献

[1] Whittingham DG, Leibo SP, Mazur P. Survival of mouse embryos frozen to -196 degrees and -269 degrees C. Science. 1972, 178（4059）：411-414.

[2] Li Z, Wang YA, Ledger W et al. Clinical outcomes following cryopreservation of blastocysts by vitrification or slow freezing: a population-based cohort study. Hum Reprod. 2014, 29（12）：2794-2801.

[3] Rienzi L, Gracia C, Maggiulli R et al. Oocyte, embryo and blastocyst cryopreservation in ART: systematic review and meta-analysis comparing slow-freezing versus vitrification to produce evidence for the development of global guidance. Hum Reprod Update. 2017, 23（2）：139-155.

[4] Takahashi K, Mukaida T, Goto T et al. Perinatal outcome of blastocyst transfer with vitrification using cryoloop: a 4-year follow-up study. Fertil Steril. 2005, 84（1）：88-92.

[5] Evans J, Hannan NJ, Edgell TA et al. Fresh versus frozen embryo transfer: backing clinical decisions with scientific and clinical evidence. Hum Reprod Update. 2014, 20（6）：808-821.

[6] Roque M, Valle M, Guimaraes F et al. Freeze-all policy: fresh vs. frozen-thawed embryo transfer. Fertil Steril. 2015, 103（5）：1190-1193.

[7] Loutradi KE, Kolibianakis EM, Venetis CA et al. Cryopreservation of human embryos by vitrification or slow freezing: a systematic review and meta-analysis. Fertil Steril. 2008, 90（1）：186-193.

[8] Sekhon L, Lee JA, Flisser E et al. Blastocyst vitrification, cryostorage and warming does not affect live birth rate, infant birth weight or timing of delivery. Reprod Biomed Online. 2018, 37（1）：33-42.

[9] Stehlik E, Stehlik J, Katayama KP et al. Vitrification demonstrates significant improvement versus slow freezing of human blastocysts. Reprod Biomed Online. 2005, 11（1）：53-57.

[10] Van Landuyt L, Van de Velde H, De Vos A et al. Influence of cell loss after vitrification or slow-freezing on further in vitro development and implantation of human Day 3 embryos. Hum Reprod. 2013, 28（11）：2943-2949.

[11] Castello D, Cobo A, Mestres E et al. Pre-clinical validation of a closed surface system（Cryotop SC）for the vitrification of oocytes and embryos in the mouse model. Cryobiology. 2018, 81：107-116.

[12] Vajta G, Rienzi L, Ubaldi FM. Open versus closed systems for vitrification of human oocytes and embryos. Reprod Biomed Online. 2015, 30（4）：325-333.

[13] De Munck N, Belva F, Van de Velde H et al. Closed oocyte vitrification and storage in an oocyte donation programme: obstetric and neonatal outcome. Hum Reprod. 2016, 31（5）：1024-1033.

[14] De Munck N, Santos-Ribeiro S, Stoop D et al. Open versus closed oocyte vitrification in an oocyte donation programme: a prospective randomized sibling oocyte study. Hum Reprod. 2016, 31（2）：377-384.

[15] Gook DA, Choo B, Bourne H et al. Closed vitrification of human oocytes and blastocysts: outcomes from a series of clinical cases. J Assist Reprod Genet. 2016, 33（9）：1247-1252.

[16] Papatheodorou A, Vanderzwalmen P, Panagiotidis Y et al. How does closed system vitrification of human oocytes affect the clinical outcome? A prospective, observational, cohort, noninferiority trial in an oocyte donation program. Fertil Steril. 2016, 106（6）：1348-1355.

[17] Papatheodorou A, Vanderzwalmen P, Panagiotidis Y et al. Open versus closed oocyte vitrification system: a prospective randomized sibling-oocyte study. Reprod Biomed Online. 2013, 26（6）: 595-602.

[18] Stoop D, De Munck N, Jansen E et al. Clinical validation of a closed vitrification system in an oocyte-donation programme. Reprod Biomed Online. 2012, 24（2）: 180-185.

[19] Chen Y, Zheng X, Yan J et al. Neonatal outcomes after the transfer of vitrified blastocysts: closed versus open vitrification system. Reprod Biol Endocrinol. 2013, 11: 107.

[20] Hashimoto S, Amo A, Hama S et al. A closed system supports the developmental competence of human embryos after vitrification: closed vitrification of human embryos. J Assist Reprod Genet. 2013, 30（3）: 371-376.

[21] Kuwayama M, Vajta G, Ieda S et al. Comparison of open and closed methods for vitrification of human embryos and the elimination of potential contamination. Reprod Biomed Online. 2005, 11（5）: 608-614.

[22] Panagiotidis Y, Vanderzwalmen P, Prapas Y et al. Open versus closed vitrification of blastocysts from an oocyte-donation programme: a prospective randomized study. Reprod Biomed Online. 2013, 26（5）: 470-476.

[23] Bonetti A, Cervi M, Tomei F et al. Ultrastructural evaluation of human metaphase II oocytes after vitrification: closed versus open devices. Fertil Steril. 2011, 95（3）: 928-935.

[24] Youm HS, Choi JR, Oh D et al. Closed versus open vitrification for human blastocyst cryopreservation: a meta-analysis. Cryobiology. 2017, 77: 64-70.

[25] Tedder RS, Zuckerman MA, Goldstone AH et al. Hepatitis B transmission from contaminated cryopreservation tank. Lancet. 1995, 346（8968）: 137-140.

[26] Molina I, Mari M, Martinez JV et al. Bacterial and fungal contamination risks in human oocyte and embryo cryopreservation: open versus closed vitrification systems. Fertil Steril. 2016, 106（1）: 127-132.

[27] Savasi V, Oneta M, Parrilla B et al. Should HCV discordant couples with a seropositive male partner be treated with assisted reproduction techniques（ART）? Eur J Obstet Gynecol Reprod Biol. 2013, 167（2）: 181-184.

[28] Vitorino RL, Grinsztejn BG, de Andrade CA et al. Systematic review of the effectiveness and safety of assisted reproduction techniques in couples serodiscordant for human immunodeficiency virus where the man is positive. Fertil Steril. 2011, 95（5）: 1684-1690.

[29] Cao S, Zhao C, Zhang J et al. Retrospective clinical analysis of two artificial shrinkage methods applied prior to blastocyst vitrification on the outcome of frozen embryo transfer. J Assist Reprod Genet. 2014, 31（5）: 577-581.

[30] Wang C, Feng G, Zhang B et al. Effect of different artificial shrinkage methods, when applied before blastocyst vitrification, on perinatal outcomes. Reprod Biol Endocrinol. 2017, 15（1）: 32.

[31] Chen SU, Lee TH, Lien YR et al. Microsuction of blastocoelic fluid before vitrification increased survival and pregnancy of mouse expanded blastocysts, but pretreatment with the cytoskeletal stabilizer did not increase blastocyst survival. Fertil Steril. 2005, 84 Suppl 2: 1156-1162.

[32] Cimadomo D, Capalbo A, Levi-Setti PE et al. Associations of blastocyst features, trophectoderm biopsy and other laboratory practice with post-warming behavior and implantation. Hum Reprod. 2018, 33（11）: 1992-2001.

[33] Hur YS, Park JH, Ryu EK et al. Effect of artificial shrinkage on clinical outcome in fresh blastocyst transfer cycles. Clin Exp Reprod Med. 2011, 38（2）: 87-92.

[34] Ochota M, Wojtasik B, Nizanski W. Survival rate after vitrification of various stages of cat embryos and blastocyst with and without artificially collapsed blastocoel cavity. Reprod Domest Anim. 2017, 52 Suppl 2: 281-287.

[35] Vanderzwalmen P, Bertin G, Debauche C et al. Births after vitrification at morula and blastocyst stages: effect of artificial reduction of the blastocoelic cavity before vitrification. Hum Reprod. 2002, 17（3）: 744-751.

[36] Rule K, Chosed RJ, Arthur Chang T et al. Relationship between blastocoel cell-free DNA and day-5 blastocyst morphology. J Assist Reprod Genet. 2018, 35（8）: 1497-1501.

[37] Tobler KJ, Zhao Y, Ross R et al. Blastocoel fluid from differentiated blastocysts harbors embryonic genomic material capable of a whole-genome deoxyribonucleic acid amplification and comprehensive chromosome microarray analysis. Fertil Steril. 2015, 104（2）: 418-425.

[38] Tsuiko O, Zhigalina DI, Jatsenko T et al. Karyotype of the blastocoel fluid demonstrates low concordance with both trophectoderm and inner cell mass. Fertil Steril. 2018, 109（6）: 1127-1134 e1121.

[39] Swegen A, Grupen CG, Gibb Z et al. From peptide masses to pregnancy maintenance: a comprehensive proteomic analysis of the early equine embryo secretome, blastocoel fluid, and capsule. Proteomics. 2017, 17（17-18）.

[40] Tedeschi G, Albani E, Borroni EM et al. Proteomic profile of maternal-aged blastocoel fluid suggests a novel role for ubiquitin system in blastocyst quality. J Assist Reprod Genet. 2017, 34（2）: 225-238.

[41] Brison DR, Hewitson LC, Leese HJ. Glucose, pyruvate, and lactate concentrations in the blastocoel cavity of rat and mouse embryos. Mol Reprod Dev. 1993, 35（3）: 227-232.

[42] Gopichandran N, Leese HJ. Metabolic characterization of the bovine blastocyst, inner cell mass, trophectoderm and blastocoel fluid. Reproduction. 2003, 126（3）: 299-308.

[43] Manejwala FM, Cragoe EJ, Jr., Schultz RM. Blastocoel expansion in the preimplantation mouse embryo: role of extracellular sodium and chloride and possible apical routes of their entry. Dev Biol. 1989, 133（1）: 210-220.

[44] Gosden R. Cryopreservation: a cold look at technology for fertility preservation. Fertil Steril. 2011, 96（2）: 264-268.

[45] Roy TK, Brandi S, Tappe NM et al. Embryo vitrification using a novel semi-automated closed system yields in vitro outcomes equivalent to the manual Cryotop method. Hum Reprod. 2014, 29（11）: 2431-2438.

[46] Roy TK, Bradley CK, Bowman MC et al. Single-embryo transfer of vitrified-warmed blastocysts yields equivalent live-birth rates and improved neonatal outcomes compared with fresh transfers. Fertil Steril. 2014, 101（5）: 1294-1301.

[47] Arav A, Natan Y, Kalo D et al. A new, simple, automatic vitrification device: preliminary results with murine and bovine oocytes and embryos. J Assist Reprod Genet. 2018, 35（7）: 1161-1168.

第三章 临床诊治与冻融囊胚形态学特征

第一节 输卵管性不孕与冻融囊胚形态学特征

案例 1

女性

年龄	31 岁	BMI	23.4 kg/m²
不孕年限	4 年	不孕类型	继发性不孕症
不孕诊断	输卵管因素	月经周期	5～7/26～28
排卵情况	正常	染色体核型	46，XX
输卵管情况	双侧阻塞	其他特殊病史	输卵管介入治疗
基础 FSH	5.92 IU/L	基础 PRL	10.21 ng/ml
基础 LH	2.09 IU/L	基础 P	0.5 ng/ml
基础 E_2	52 pg/ml	AMH	6.06 ng/ml
基础 T	0.61 ng/ml	TSH	0.83 μIU/ml

男性伴侣

年龄	31 岁	染色体核型	46，XY
既往精液检查	正常	其他特殊病史	无

既往 IVF 治疗 / 本次新鲜周期

既往 IVF 治疗		本次新鲜周期	
无		IVF	未移植

试管当天精液化验情况

禁欲天数	3 天	a+b	46%
体积	0.5 ml	c	9%
浓度	35×10⁶/ml	d	45%

a+b. 前向运动精子；c. 非前向运动精子；d. 不活动精子。

刺激周期

方案	超长方案	受精方式	IVF
窦卵泡数	15 个	获卵数	17 枚
促排卵药物 FSH	rFSH+HMG	MⅡ卵数（ICSI）	NA
总剂量	1500 IU	受精率	88.2%
刺激天数	10 天	卵裂率	100%
扳机日 E_2	4636 pg/ml	可利用囊胚形成率	41.7%
扳机日 LH	1.34 IU/L		
扳机日 P	1.08 ng/ml		
扳机日≥12 mm 卵泡数	17 个		

本次冻融囊胚移植情况

刺激方案	替代周期
内膜厚度	13 mm
是否人工皱缩	是
囊胚发育天数	5 天
是否存活	是
是否辅助孵化	是
囊胚冷冻时间	49 天
解冻后与移植间隔	20 分钟
结局	临床妊娠

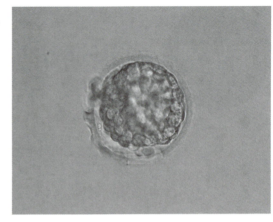

解冻后 -0 分钟（×200）

冷冻前囊胚评价：4AA

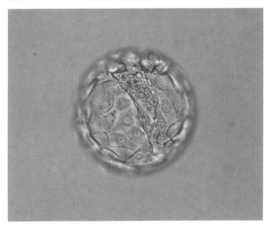

冷冻前 - 内细胞团（×200）

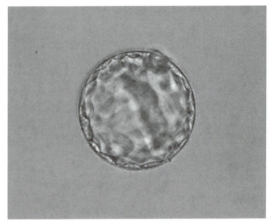

冷冻前 - 滋养层（×200）

移植前囊胚

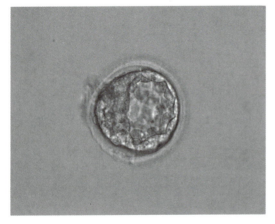

移植前 - 内细胞团（×200）

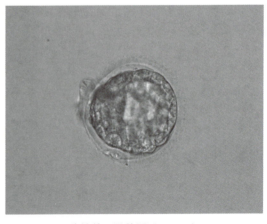

移植前 - 滋养层（×200）

案例 2

女性

年龄	35 岁	BMI	21.5 kg/m²
不孕年限	5 年	不孕类型	原发性不孕症
不孕诊断	输卵管因素	月经周期	3～5/23
排卵情况	正常	染色体核型	46, XX
输卵管情况	左侧通、右侧阻塞	其他特殊病史	无
基础 FSH	5.11 IU/L	基础 PRL	8.59 ng/ml
基础 LH	4.69 IU/L	基础 P	0.41 ng/ml
基础 E_2	41 pg/ml	AMH	0.54 ng/ml
基础 T	0.15 ng/ml	TSH	2.36 μIU/ml

男性伴侣

年龄	42 岁	染色体核型	46, XY
既往精液检查	正常	其他特殊病史	无

既往 IVF 治疗 | 本次新鲜周期

无		IVF	未移植

试管当天精液化验情况

禁欲天数	5 天	a+b	52%
体积	2.0 ml	c	19%
浓度	85×10⁶/ml	d	29%

刺激周期

方案	长方案	受精方式	IVF
窦卵泡数	11 个	获卵数	6 枚
促排卵药物 FSH	rFSH	M Ⅱ 卵数（ICSI）	NA
总剂量	1950 IU	受精率	100%
刺激天数	9 天	卵裂率	100%
扳机日 E_2	2456 pg/ml	可利用囊胚形成率	100%
扳机日 LH	2.75 IU/L		
扳机日 P	1.06 ng/ml		
扳机日 ≥ 12 mm 卵泡数	7 个		

本次冻融囊胚移植情况

刺激方案	替代周期
内膜厚度	11 mm
是否人工皱缩	是
囊胚发育天数	5 天
是否存活	是
是否辅助孵化	是
囊胚冷冻时间	28 天
解冻后与移植间隔	66 分钟
结局	临床妊娠

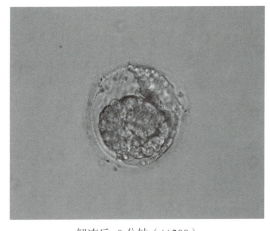

解冻后 -0 分钟（×200）

冷冻前囊胚评价：4BB

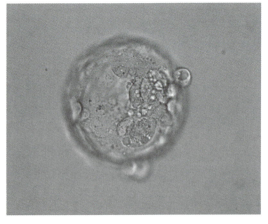

冷冻前 - 内细胞团（×200）

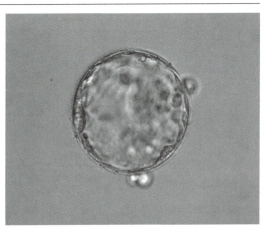

冷冻前 - 滋养层（×200）

移植前囊胚

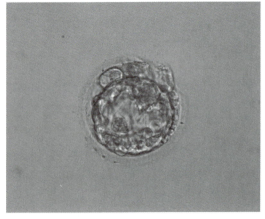

移植前 - 内细胞团（×200）

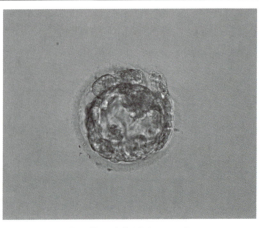

移植前 - 滋养层（×200）

案例 3

女性

年龄	34 岁	BMI	29.3 kg/m²
不孕年限	10 年	不孕类型	继发性不孕症
不孕诊断	输卵管因素 多囊卵巢综合征	月经周期	6/30～180
排卵情况	排卵稀发	染色体核型	46，XX
输卵管情况	双侧阻塞	其他特殊病史	宫外孕切除患侧输卵管，对侧结扎
基础 FSH	7.59 IU/L	基础 PRL	6.32 ng/ml
基础 LH	9.93 IU/L	基础 P	0.32 ng/ml
基础 E_2	30 pg/ml	AMH	3.99 ng/ml
基础 T	0.6 ng/ml	TSH	1.13 μIU/ml

男性伴侣

年龄	39 岁	染色体核型	46，XY
既往精液检查	正常	其他特殊病史	无

既往 IVF 治疗 / 本次新鲜周期

既往 IVF 治疗		本次新鲜周期	
无		IVF	未移植

试管当天精液化验情况

禁欲天数	5 天	a+b	55%
体积	4.5 ml	c	12%
浓度	28×10⁶/ml	d	33%

刺激周期

方案	超长方案	受精方式	IVF
窦卵泡数	16 个	获卵数	11 枚
促排卵药物 FSH	rFSH+HMG	MⅡ卵数（ICSI）	NA
总剂量	3450 IU	受精率	63.6%
刺激天数	12 天	卵裂率	100%
扳机日 E_2	2964 pg/ml	可利用囊胚形成率	14.3%
扳机日 LH	0.56 IU/L		
扳机日 P	1.4 ng/ml		
扳机日≥12 mm 卵泡数	12 个		

本次冻融囊胚移植情况

刺激方案	替代周期
内膜厚度	11 mm
是否人工皱缩	是
囊胚发育天数	6 天
是否存活	是
是否辅助孵化	否
囊胚冷冻时间	53 天
解冻后与移植间隔	109 分钟
结局	临床妊娠

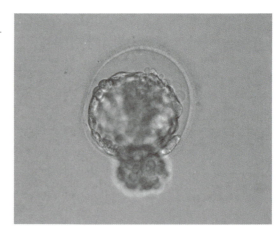

解冻后 -0 分钟（×200）

冷冻前囊胚评价：5AA

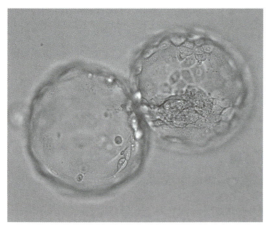

冷冻前 - 内细胞团（×200）

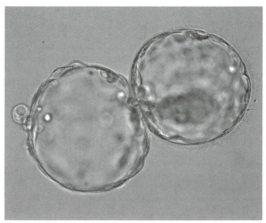

冷冻前 - 滋养层（×200）

移植前囊胚

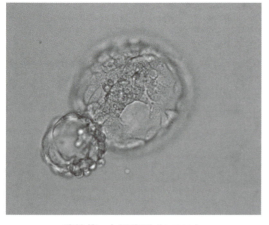

移植前 - 内细胞团（×200）

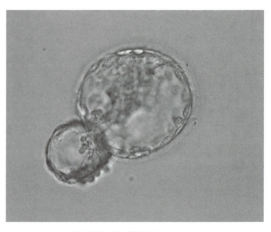

移植前 - 滋养层（×200）

案例 4

女性

年龄	27 岁	BMI	23 kg/m²
不孕年限	1 年	不孕类型	继发性不孕症
不孕诊断	输卵管因素	月经周期	6/30
排卵情况	正常	染色体核型	46，XX
输卵管情况	双侧切除	其他特殊病史	双侧输卵管妊娠
基础 FSH	5.28 IU/L	基础 PRL	15.14 ng/ml
基础 LH	2.35 IU/L	基础 P	0.30 ng/ml
基础 E_2	39 pg/ml	AMH	6.05 ng/ml
基础 T	0.39 ng/ml	TSH	1.01 μIU/ml

男性伴侣

年龄	29 岁	染色体核型	46，XY
既往精液检查	正常	其他特殊病史	无

既往 IVF 治疗 / 本次新鲜周期

既往 IVF 治疗		本次新鲜周期	
无		IVF	未移植

试管当天精液化验情况

禁欲天数	3 天	a+b	44%
体积	8.0 ml	c	18%
浓度	45×10⁶/ml	d	38%

刺激周期

方案	长方案	受精方式	IVF
窦卵泡数	17 个	获卵数	21 枚
促排卵药物 FSH	rFSH+HMG	MⅡ卵数（ICSI）	NA
总剂量	2025 IU	受精率	71.4%
刺激天数	10 天	卵裂率	93.3%
扳机日 E_2	7151 pg/ml	可利用囊胚形成率	72.7%
扳机日 LH	1.70 IU/L		
扳机日 P	0.66 ng/ml		
扳机日≥12 mm 卵泡数	22 个		

本次冻融囊胚移植情况

刺激方案	替代周期
内膜厚度	10 mm
是否人工皱缩	是
囊胚发育天数	5 天
是否存活	是
是否辅助孵化	是
囊胚冷冻时间	58 天
解冻后与移植间隔	87 分钟
结局	临床妊娠

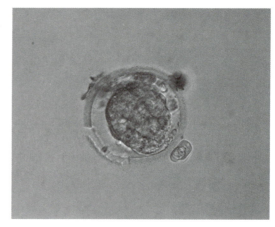

解冻后 -0 分钟（×200）

冷冻前囊胚评价：4AB

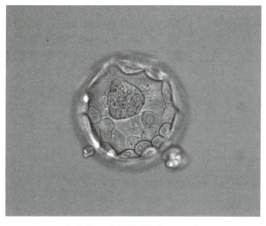

冷冻前 - 内细胞团（×200）

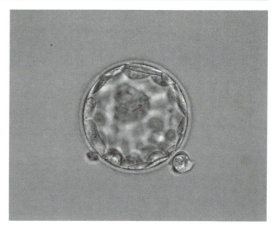

冷冻前 - 滋养层（×200）

移植前囊胚

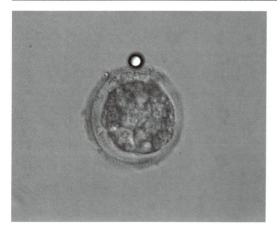

移植前 - 内细胞团（×200）

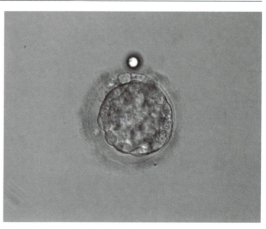

移植前 - 滋养层（×200）

案例 7

女性

年龄	35 岁	BMI	21.1 kg/m²
不孕年限	3 年	不孕类型	原发性不孕症
不孕诊断	输卵管因素	月经周期	5/28~30
排卵情况	正常	染色体核型	46，XX
输卵管情况	双侧阻塞	其他特殊病史	无
基础 FSH	6.86 IU/L	基础 PRL	10.13 ng/ml
基础 LH	3.4 IU/L	基础 P	0.11 ng/ml
基础 E_2	48 pg/ml	AMH	3.32 ng/ml
基础 T	0.24 ng/ml	TSH	1.88 μIU/ml

男性伴侣

年龄	40 岁	染色体核型	46，XY
既往精液检查	正常	其他特殊病史	无

既往 IVF 治疗 / 本次新鲜周期

既往 IVF 治疗		本次新鲜周期	
无		IVF	未移植

试管当天精液化验情况

禁欲天数	4 天	a+b	56%
体积	2.0 ml	c	10%
浓度	80×10⁶/ml	d	34%

刺激周期

方案	长方案	受精方式	IVF
窦卵泡数	14 个	获卵数	16 枚
促排卵药物 FSH	rFSH+HMG	MⅡ卵数（ICSI）	NA
总剂量	2175 IU	受精率	68.8%
刺激天数	10 天	卵裂率	90.9%
扳机日 E_2	6499 pg/ml	可利用囊胚形成率	50%
扳机日 LH	2.26 IU/L		
扳机日 P	0.83 ng/ml		
扳机日≥12 mm 卵泡数	17 个		

本次冻融囊胚移植情况

刺激方案	替代周期
内膜厚度	11 mm
是否人工皱缩	是
囊胚发育天数	6 天
是否存活	是
是否辅助孵化	否
囊胚冷冻时间	21 天
解冻后与移植间隔	80 分钟
结局	未妊娠

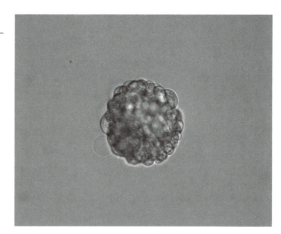

解冻后 -0 分钟（×200）

冷冻前囊胚评价：5BA

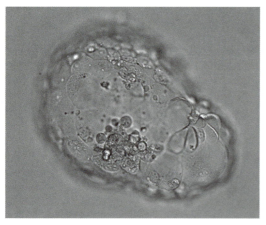

冷冻前 - 内细胞团（×200）

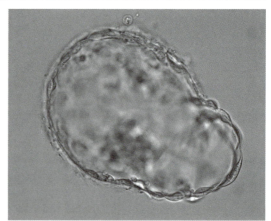

冷冻前 - 滋养层（×200）

移植前囊胚（解冻过程中囊胚从透明带中脱出）

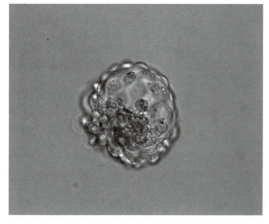

移植前 - 内细胞团（×200）

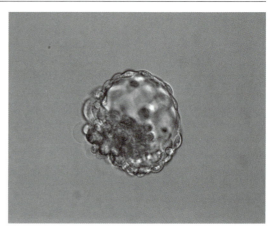

移植前 - 滋养层（×200）

案例 5

女性

年龄	34 岁	BMI	30.9 kg/m^2
不孕年限	8 年	不孕类型	原发性不孕症
不孕诊断	输卵管因素 排卵障碍	月经周期	7/28
排卵情况	无排卵	染色体核型	46，XX
输卵管情况	双侧积水	其他特殊病史	腹腔镜下输卵管结扎术
基础 FSH	5.90 IU/L	基础 PRL	10.59 ng/ml
基础 LH	1.65 IU/L	基础 P	0.36 ng/ml
基础 E$_2$	44 pg/ml	AMH	3.66 ng/ml
基础 T	0.17 ng/ml	TSH	1.73 μIU/ml

男性伴侣

年龄	34 岁	染色体核型	46，XY
既往精液检查	正常	其他特殊病史	无

既往 IVF 治疗		本次新鲜周期	
无		IVF	未妊娠

试管当天精液化验情况

禁欲天数	6 天	a+b	48%
体积	1.5 ml	c	7%
浓度	60×10^6/ml	d	45%

刺激周期

方案	拮抗剂方案	受精方式	IVF
窦卵泡数	11 个	获卵数	16 枚
促排卵药物 FSH	rFSH	MⅡ卵数（ICSI）	NA
总剂量	2025 IU	受精率	68.8%
刺激天数	9 天	卵裂率	100%
扳机日 E$_2$	3093 pg/ml	可利用囊胚形成率	66.7%
扳机日 LH	4.76 IU/L		
扳机日 P	1.25 ng/ml		
扳机日≥12 mm 卵泡数	16 个		

本次冻融囊胚移植情况

刺激方案	替代周期
内膜厚度	13 mm
是否人工皱缩	是
囊胚发育天数	5 天
是否存活	是
是否辅助孵化	是
囊胚冷冻时间	33 天
解冻后与移植间隔	109 分钟
结局	临床妊娠

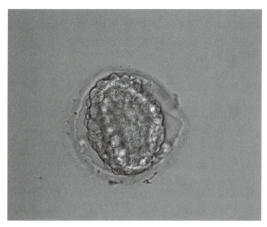

解冻后 -0 分钟（×200）

冷冻前囊胚评价：4BA

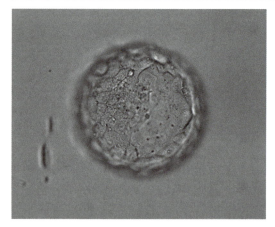

冷冻前 - 内细胞团（×200）

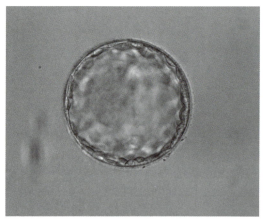

冷冻前 - 滋养层（×200）

移植前囊胚

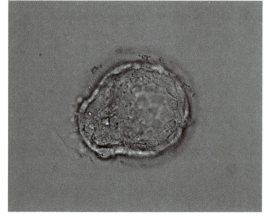

移植前 - 内细胞团（×200）

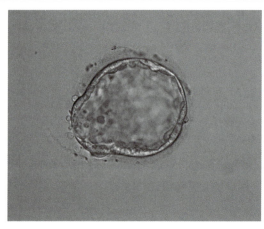

移植前 - 滋养层（×200）

案例 6

女性

年龄	30 岁	BMI	23.4 kg/m^2
不孕年限	2 年	不孕类型	继发性不孕症
不孕诊断	输卵管因素	月经周期	4～6/26～27
排卵情况	正常	染色体核型	46，XX
输卵管情况	右侧阻塞、左侧欠通畅	其他特殊病史	无
基础 FSH	7.32 IU/L	基础 PRL	13.54 ng/ml
基础 LH	2.10 IU/L	基础 P	0.71 ng/ml
基础 E$_2$	73 pg/ml	AMH	0.68 ng/ml
基础 T	0.50 ng/ml	TSH	1.81 μIU/ml

男性伴侣

年龄	32 岁	染色体核型	46，XY
既往精液检查	正常	其他特殊病史	无

既往 IVF 治疗 | 本次新鲜周期

无		IVF	未移植

试管当天精液化验情况

禁欲天数	3 天	a+b	39%
体积	1.0 ml	c	8%
浓度	20×10^6/ml	d	53%

刺激周期

方案	黄体期方案	受精方式	IVF
窦卵泡数	8 个	获卵数	5 枚
促排卵药物 FSH	CC+HMG	MⅡ卵数（ICSI）	NA
总剂量	100 mg+3000 IU	受精率	80%
刺激天数	9 天	卵裂率	100%
扳机日 E$_2$	2369 pg/ml	可利用囊胚形成率	66.7%
扳机日 LH	3.37 IU/L		
扳机日 P	24.52 ng/ml		
扳机日≥12 mm 卵泡数	7 个		

本次冻融囊胚移植情况

刺激方案	替代周期
内膜厚度	9 mm
是否人工皱缩	是
囊胚发育天数	6 天
是否存活	是
是否辅助孵化	否
囊胚冷冻时间	25 天
解冻后与移植间隔	90 分钟
结局	临床妊娠

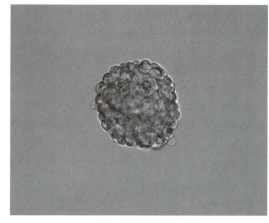

解冻后 -0 分钟（×200）

冷冻前囊胚评价：6AA

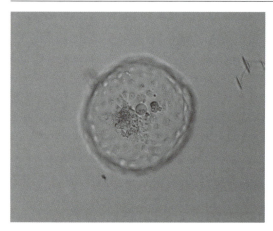

冷冻前 - 内细胞团（×100）

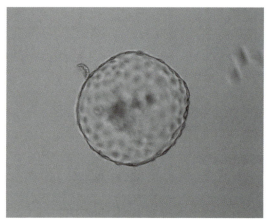

冷冻前 - 滋养层（×100）

移植前囊胚

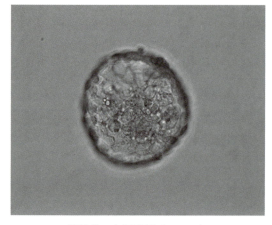

移植前 - 内细胞团（×200）

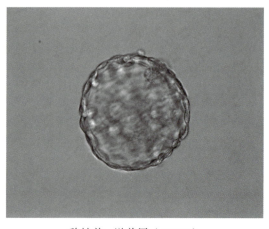

移植前 - 滋养层（×200）

案例 8

女性

年龄	29 岁	BMI	30 kg/m²
不孕年限	2 年	不孕类型	原发性不孕症
不孕诊断	输卵管因素	月经周期	5/28～32
排卵情况	正常	染色体核型	46，XX
输卵管情况	双侧阻塞	其他特殊病史	无
基础 FSH	8.13 IU/L	基础 PRL	7.16 ng/ml
基础 LH	2.89 IU/L	基础 P	0.63 ng/ml
基础 E_2	31 pg/ml	AMH	2.9 ng/ml
基础 T	0.23 ng/ml	TSH	1.47 μIU/ml

男性伴侣

年龄	33 岁	染色体核型	46，XY
既往精液检查	正常	其他特殊病史	无

既往 IVF 治疗 / 本次新鲜周期

既往 IVF 治疗		本次新鲜周期	
无		IVF	未移植

试管当天精液化验情况

禁欲天数	2 天	a+b	38%
体积	3.0 ml	c	10%
浓度	35×10⁶/ml	d	52%

刺激周期

方案	长方案	受精方式	IVF
窦卵泡数	18 个	获卵数	17 枚
促排卵药物 FSH	rFSH+HMG	MⅡ卵数（ICSI）	NA
总剂量	1575 IU	受精率	41.2%
刺激天数	7 天	卵裂率	100%
扳机日 E_2	2072 pg/ml	可利用囊胚形成率	57.1%
扳机日 LH	3.15 IU/L		
扳机日 P	1.16 ng/ml		
扳机日 ≥ 12 mm 卵泡数	13 个		

本次冻融囊胚移植情况

刺激方案	替代周期
内膜厚度	9 mm
是否人工皱缩	是
囊胚发育天数	5 天
是否存活	是
是否辅助孵化	是
囊胚冷冻时间	59 天
解冻后与移植间隔	255 分钟
结局	临床妊娠

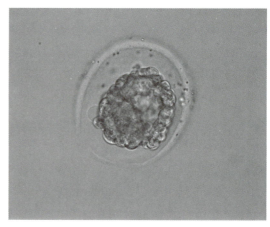

解冻后 -0 分钟（×200）

冷冻前囊胚评价：4AB（左侧透明带显著变薄，趋于 5 期）

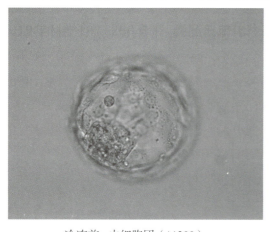

冷冻前 - 内细胞团（×200）

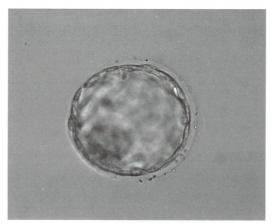

冷冻前 - 滋养层（×200）

移植前囊胚

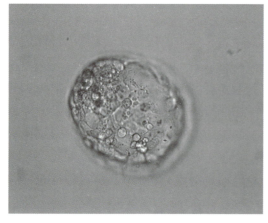

移植前 - 内细胞团（×200）

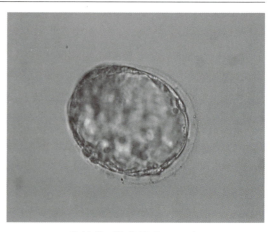

移植前 - 滋养层（×200）

案例 9

女性

年龄	36 岁	BMI	19 kg/m²
不孕年限	8 年	不孕类型	继发性不孕症
不孕诊断	输卵管因素	月经周期	6/30
排卵情况	正常	染色体核型	46，XX
输卵管情况	欠通畅	其他特殊病史	无
基础 FSH	11.37 IU/L	基础 PRL	10.20 ng/ml
基础 LH	8.50 IU/L	基础 P	0.42 ng/ml
基础 E_2	33 pg/ml	AMH	6.36 ng/ml
基础 T	0.45 ng/ml	TSH	0.82 μIU/ml

男性伴侣

年龄	35 岁	染色体核型	46，XY
既往精液检查	正常	其他特殊病史	无

既往 IVF 治疗 / 本次新鲜周期

第一次 IVF	双胎（一胎畸形）	IVF	未移植

试管当天精液化验情况

禁欲天数	5 天	a+b	46%
体积	1.5 ml	c	13%
浓度	25×10⁶/ml	d	41%

刺激周期

方案	长方案	受精方式	IVF
窦卵泡数	15 个	获卵数	11 枚
促排卵药物 FSH	rFSH+HMG	M Ⅱ 卵数（ICSI）	NA
总剂量	2700 IU	受精率	27.3%
刺激天数	10 天	卵裂率	100%
扳机日 E_2	4800 pg/ml	可利用囊胚形成率	50%
扳机日 LH	1.59 IU/L		
扳机日 P	0.71 ng/ml		
扳机日 ≥ 12 mm 卵泡数	15 个		

本次冻融囊胚移植情况

刺激方案	替代周期
内膜厚度	9 mm
是否人工皱缩	是
囊胚发育天数	86 天
是否存活	是
是否辅助孵化	否
囊胚冷冻时间	86 天
解冻后与移植间隔	234 分钟
结局	未妊娠

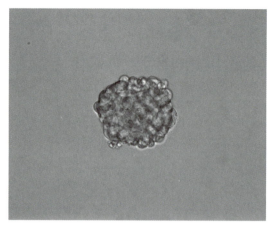

解冻后 -0 分钟（×200）

冷冻前囊胚评价：6BA

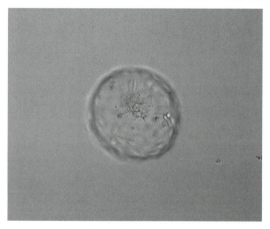

冷冻前 - 内细胞团（×100）

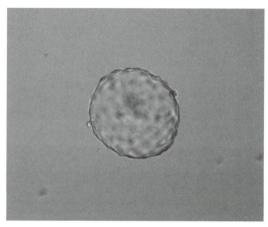

冷冻前 - 滋养层（×100）

移植前囊胚

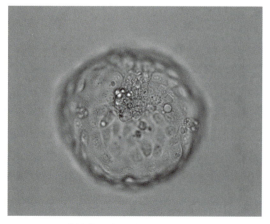

移植前 - 内细胞团（×200）

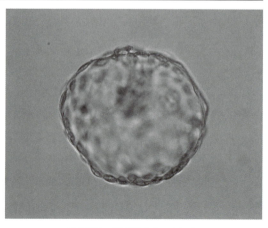

移植前 - 滋养层（×200）

案例 10

女性

年龄	34 岁	BMI	21.3 kg/m^2
不孕年限	5 年	不孕类型	原发性不孕症
不孕诊断	输卵管因素	月经周期	3～4/28
排卵情况	正常	染色体核型	46，XX
输卵管情况	欠通畅	其他特殊病史	无
基础 FSH	8.33 IU/L	基础 PRL	27.09 ng/ml
基础 LH	3.97 IU/L	基础 P	0.36 ng/ml
基础 E$_2$	52 pg/ml	AMH	6.4 ng/ml
基础 T	0.3 ng/ml	TSH	2.11 μIU/ml

男性伴侣

年龄	34 岁	染色体核型	46，XY
既往精液检查	正常	其他特殊病史	无

既往 IVF 治疗		本次新鲜周期	
无		IVF	未移植

试管当天精液化验情况

禁欲天数	4 天	a+b	63%
体积	2.0 ml	c	11%
浓度	18×10^6/ml	d	26%

刺激周期

方案	长方案	受精方式	IVF
窦卵泡数	13 个	获卵数	20 枚
促排卵药物 FSH	rFSH+HMG	M Ⅱ 卵数（ICSI）	NA
总剂量	1800 IU	受精率	50%
刺激天数	9 天	卵裂率	80%
扳机日 E$_2$	7688 pg/ml	可利用囊胚形成率	71.4%
扳机日 LH	2.49 IU/L		
扳机日 P	1.76 ng/ml		
扳机日≥12 mm 卵泡数	27 个		

本次冻融囊胚移植情况

刺激方案	替代周期
内膜厚度	11 mm
是否人工皱缩	是
囊胚发育天数	6 天
是否存活	是
是否辅助孵化	否
囊胚冷冻时间	87 天
解冻后与移植间隔	233 分钟
结局	临床妊娠

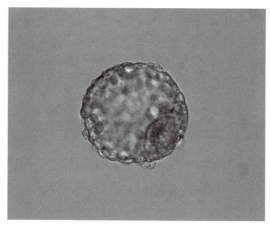

解冻后 -0 分钟（×200）

冷冻前囊胚评价：6AA

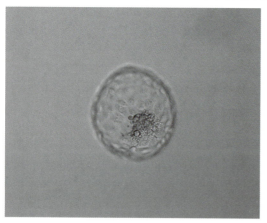

冷冻前 - 内细胞团（×100）

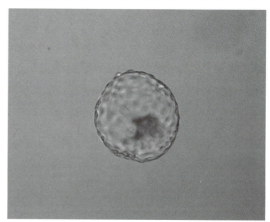

冷冻前 - 滋养层（×100）

移植前囊胚

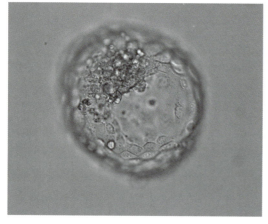

移植前 - 内细胞团（×200）

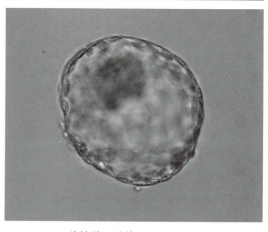

移植前 - 滋养层（×200）

案例 11

女性

年龄	35 岁	BMI	24.2 kg/m²
不孕年限	1 年	不孕类型	继发性不孕症
不孕诊断	输卵管因素	月经周期	4/25
排卵情况	正常	染色体核型	46，XX
输卵管情况	双侧阻塞	其他特殊病史	无
基础 FSH	6.21 IU/L	基础 PRL	9.95 ng/ml
基础 LH	3.35 IU/L	基础 P	0.74 ng/ml
基础 E_2	27 pg/ml	AMH	1.59 ng/ml
基础 T	0.36 ng/ml	TSH	1.98 μIU/ml

男性伴侣

年龄	40 岁	染色体核型	46，XY
既往精液检查	正常	其他特殊病史	无

既往 IVF 治疗		本次新鲜周期	
无		ICSI	未移植

试管当天精液化验情况

禁欲天数	5 天	a+b	19%
体积	2.5 ml	c	42%
浓度	23×10⁶/ml	d	39%

刺激周期

方案	拮抗剂方案	受精方式	ICSI
窦卵泡数	10 个	获卵数	7 枚
促排卵药物 FSH	rFSH	MⅡ卵数（ICSI）	5 枚
总剂量	2400 IU	受精率	100%
刺激天数	8 天	卵裂率	100%
扳机日 E_2	1938 pg/ml	可利用囊胚形成率	40%
扳机日 LH	1.38 IU/L		
扳机日 P	0.95 ng/ml		
扳机日≥12 mm 卵泡数	8 个		

本次冻融囊胚移植情况

刺激方案	替代周期
内膜厚度	9 mm
是否人工皱缩	是
囊胚发育天数	6 天
是否存活	是
是否辅助孵化	是
囊胚冷冻时间	22 天
解冻后与移植间隔	80 分钟
结局	临床妊娠

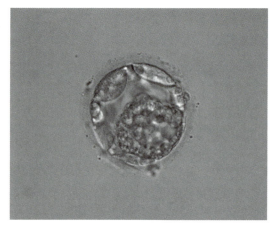

解冻后 -0 分钟（×200）

冷冻前囊胚评价：4BB

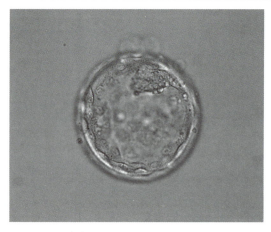

冷冻前 - 内细胞团（×200）

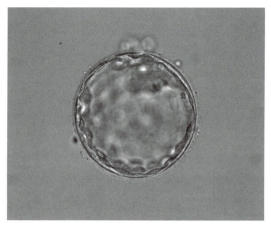

冷冻前 - 滋养层（×200）

移植前囊胚

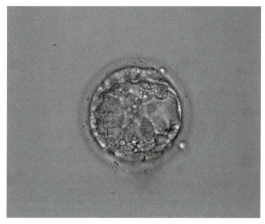

移植前 - 内细胞团（×200）

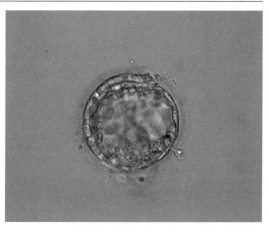

移植前 - 滋养层（×200）

案例 12

女性

年龄	31 岁	BMI	22 kg/m²
不孕年限	5 年	不孕类型	原发性不孕症
不孕诊断	输卵管因素	月经周期	6/30
排卵情况	正常	染色体核型	46，XX
输卵管情况	欠通畅	其他特殊病史	无
基础 FSH	7.42 IU/L	基础 PRL	9.97 ng/ml
基础 LH	4.73 IU/L	基础 P	0.46 ng/ml
基础 E_2	97 pg/ml	AMH	3.95 ng/ml
基础 T	0.23 ng/ml	TSH	3.67 μIU/ml

男性伴侣

年龄	34 岁	染色体核型	46，XY
既往精液检查	正常	其他特殊病史	无

既往 IVF 治疗 / 本次新鲜周期

既往 IVF 治疗		本次新鲜周期	
无		ICSI	未移植

试管当天精液化验情况

禁欲天数	3 天	a+b	14%
体积	1.5 ml	c	23%
浓度	$10×10^6$/ml	d	63%

刺激周期

方案	拮抗剂方案	受精方式	ICSI
窦卵泡数	14 个	获卵数	15 枚
促排卵药物 FSH	rFSH	MⅡ卵数（ICSI）	11 枚
总剂量	1800 IU	受精率	90.9%
刺激天数	10 天	卵裂率	100%
扳机日 E_2	3953 pg/ml	可利用囊胚形成率	62.5%
扳机日 LH	2.26 IU/L		
扳机日 P	1.06 ng/ml		
扳机日≥12 mm 卵泡数	16 个		

本次冻融囊胚移植情况

刺激方案	替代周期
内膜厚度	9 mm
是否人工皱缩	是
囊胚发育天数	5 天
是否存活	是
是否辅助孵化	是
囊胚冷冻时间	86 天
解冻后与移植间隔	236 分钟
结局	未妊娠

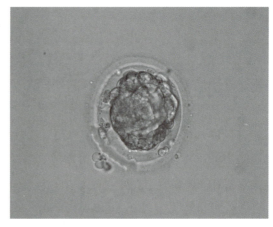

解冻后 -0 分钟（×200）

冷冻前囊胚评价：4AB

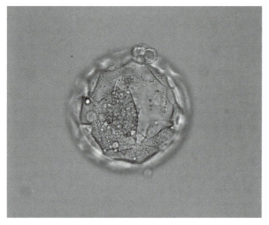

冷冻前 - 内细胞团（×200）

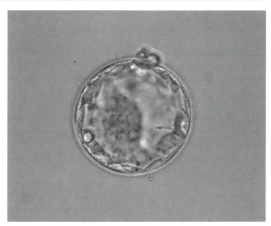

冷冻前 - 滋养层（×200）

移植前囊胚

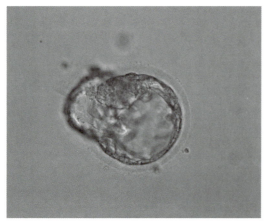

移植前 - 内细胞团（×200）

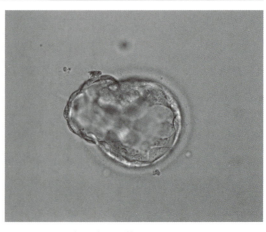

移植前 - 滋养层（×200）

案例 13

女性

年龄	36 岁	BMI	19.5 kg/m^2
不孕年限	7 年	不孕类型	原发性不孕症
不孕诊断	输卵管因素	月经周期	4/29
排卵情况	正常	染色体核型	46，XX
输卵管情况	欠通畅	其他特殊病史	无
基础 FSH	8.12 IU/L	基础 PRL	25.13 ng/ml
基础 LH	4.16 IU/L	基础 P	0.33 ng/ml
基础 E$_2$	67 pg/ml	AMH	8.34 ng/ml
基础 T	0.47 ng/ml	TSH	1.46 μIU/ml

男性伴侣

年龄	35 岁	染色体核型	46，XY
既往精液检查	正常	其他特殊病史	无

既往 IVF 治疗 / 本次新鲜周期

第一次 IVF	未妊娠	ICSI	未移植
第二次 IVF	未妊娠		

试管当天精液化验情况

禁欲天数	3 天	a+b	17%
体积	2.0 ml	c	18%
浓度	15×10^6/ml	d	65%

刺激周期

方案	拮抗剂方案	受精方式	ICSI
窦卵泡数	18 个	获卵数	10 枚
促排卵药物 FSH	rFSH	MⅡ卵数（ICSI）	7 枚
总剂量	1050 IU	受精率	100%
刺激天数	8 天	卵裂率	100%
扳机日 E$_2$	4555 pg/ml	可利用囊胚形成率	57.1%
扳机日 LH	2.54 IU/L		
扳机日 P	1.08 ng/ml		
扳机日≥12 mm 卵泡数	17 个		

本次冻融囊胚移植情况

刺激方案	自然周期
内膜厚度	10 mm
是否人工皱缩	是
囊胚发育天数	5 天
是否存活	是
是否辅助孵化	是
囊胚冷冻时间	82 天
解冻后与移植间隔	150 分钟
结局	临床妊娠

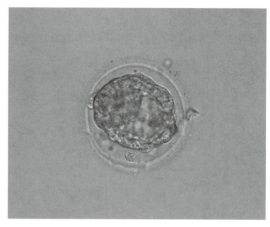

解冻后 -0 分钟（×200）

冷冻前囊胚评价：4AA

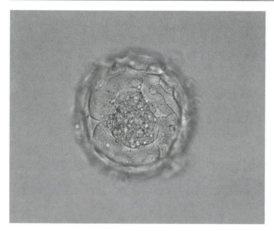

冷冻前 - 内细胞团（×200）

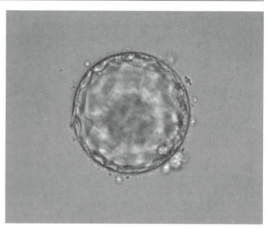

冷冻前 - 滋养层（×200）

移植前囊胚

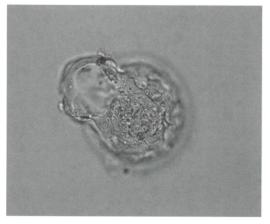

移植前 - 内细胞团（×200）

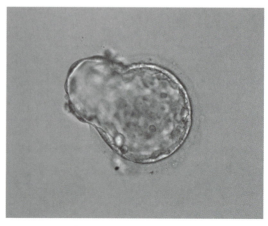

移植前 - 滋养层（×200）

案例 14

女性

年龄	35 岁	BMI	22.5 kg/m^2
不孕年限	2 年	不孕类型	原发性不孕症
不孕诊断	输卵管因素	月经周期	5～6/30
排卵情况	正常	染色体核型	46，XX
输卵管情况	双侧阻塞	其他特殊病史	无
基础 FSH	5.08 IU/L	基础 PRL	15.49 ng/ml
基础 LH	1.37 IU/L	基础 P	0.17 ng/ml
基础 E$_2$	43 pg/ml	AMH	6.12 ng/ml
基础 T	0.45 ng/ml	TSH	2.35 μIU/ml

男性伴侣

年龄	33 岁	染色体核型	46，XY
既往精液检查	正常	其他特殊病史	无

既往 IVF 治疗 | 本次新鲜周期

无		IVF	未移植

试管当天精液化验情况

禁欲天数	7 天	a+b	58%
体积	3.0 ml	c	14%
浓度	30×10^6/ml	d	28%

刺激周期

方案	拮抗剂方案	受精方式	IVF
窦卵泡数	11 个	获卵数	18 枚
促排卵药物 FSH	rFSH	MⅡ卵数（ICSI）	NA
总剂量	1800 IU	受精率	61.1%
刺激天数	8 天	卵裂率	100%
扳机日 E$_2$	5818 pg/ml	可利用囊胚形成率	22.2%
扳机日 LH	1.32 IU/L		
扳机日 P	1.95 ng/ml		
扳机日≥12 mm 卵泡数	12 个		

本次冻融囊胚移植情况

刺激方案	替代周期
内膜厚度	10 mm
是否人工皱缩	否
囊胚发育天数	5 天
是否存活	是
是否辅助孵化	是
囊胚冷冻时间	64 天
解冻后与移植间隔	17 分钟
结局	临床妊娠

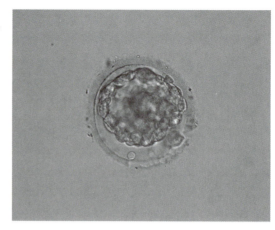

解冻后 -0 分钟（×200）

冷冻前囊胚评价：4AA（冷冻前囊胚自然皱缩）

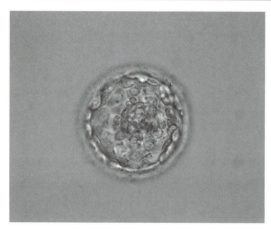

冷冻前 - 内细胞团（×200）

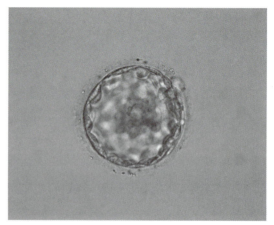

冷冻前 - 滋养层（×200）

移植前囊胚

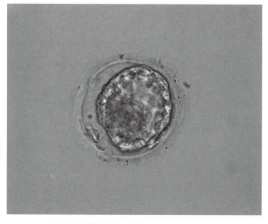

移植前 - 内细胞团（×200）

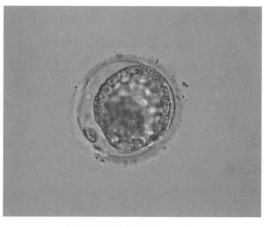

移植前 - 滋养层（×200）

案例 15

女性

年龄	28 岁	BMI	17.3 kg/m²
不孕年限	2 年	不孕类型	原发性不孕症
不孕诊断	输卵管因素	月经周期	6～7/28～30
排卵情况	正常	染色体核型	46，XX
输卵管情况	欠通畅	其他特殊病史	无
基础 FSH	8.22 IU/L	基础 PRL	12.36 ng/ml
基础 LH	7.45 IU/L	基础 P	0.65 ng/ml
基础 E_2	55 pg/ml	AMH	4.38 ng/ml
基础 T	1.03 ng/ml	TSH	1.48 μIU/ml

男性伴侣

年龄	30 岁	染色体核型	46，XY
既往精液检查	正常	其他特殊病史	无

既往 IVF 治疗 / 本次新鲜周期

既往 IVF 治疗		本次新鲜周期	
无		IVF	未移植

试管当天精液化验情况

禁欲天数	9 天	a+b	71%
体积	3.0 ml	c	7%
浓度	40×10⁶/ml	d	22%

刺激周期

方案	长方案	受精方式	IVF
窦卵泡数	16 个	获卵数	21 枚
促排卵药物 FSH	rFSH	MⅡ卵数（ICSI）	NA
总剂量	2175 IU	受精率	61.9%
刺激天数	12 天	卵裂率	100%
扳机日 E_2	4718 pg/ml	可利用囊胚形成率	61.5%
扳机日 LH	1.76 IU/L		
扳机日 P	1.56 ng/ml		
扳机日≥12 mm 卵泡数	19 个		

本次冻融囊胚移植情况

刺激方案	替代周期
内膜厚度	9 mm
是否人工皱缩	是
囊胚发育天数	6 天
是否存活	是
是否辅助孵化	否
囊胚冷冻时间	59 天
解冻后与移植间隔	127 分钟
结局	临床妊娠

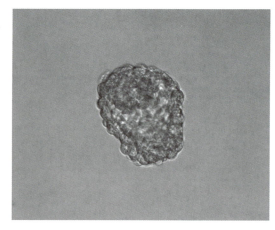

解冻后 -0 分钟（×200）

冷冻前囊胚评价：6AA

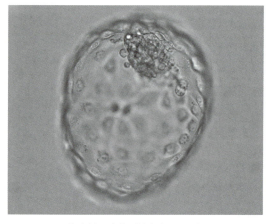

冷冻前 - 内细胞团（×200）

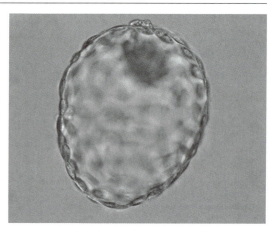

冷冻前 - 滋养层（×200）

移植前囊胚

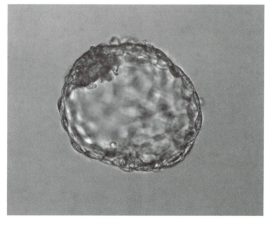

移植前（×200）

案例 16

女性

年龄	28 岁	BMI	27.3 kg/m^2
不孕年限	2 年	不孕类型	继发性不孕症
不孕诊断	输卵管因素	月经周期	4/28～29
排卵情况	正常	染色体核型	46，XX
输卵管情况	右侧切除、左侧不通畅	其他特殊病史	双侧输卵管妊娠
基础 FSH	7.64 IU/L	基础 PRL	9.77 ng/ml
基础 LH	3.72 IU/L	基础 P	0.56 ng/ml
基础 E$_2$	47 pg/ml	AMH	4.07 ng/ml
基础 T	0.37 ng/ml	TSH	1.29 μIU/ml

男性伴侣

年龄	29 岁	染色体核型	46，XY
既往精液检查	正常	其他特殊病史	无

既往 IVF 治疗		本次新鲜周期	
无		IVF	未移植

试管当天精液化验情况

禁欲天数	2 天	a+b	68%
体积	2.0 ml	c	7%
浓度	65×10^6/ml	d	25%

刺激周期

方案	长方案	受精方式	IVF
窦卵泡数	28 个	获卵数	30 枚
促排卵药物 FSH	rFSH+HMG	MⅡ卵数（ICSI）	NA
总剂量	1650 IU	受精率	40%
刺激天数	8 天	卵裂率	91.7%
扳机日 E$_2$	4667 pg/ml	可利用囊胚形成率	9.1%
扳机日 LH	1.38 IU/L		
扳机日 P	3.14 ng/ml		
扳机日≥12 mm 卵泡数	20 个		

本次冻融囊胚移植情况

刺激方案	替代周期
内膜厚度	10 mm
是否人工皱缩	否
囊胚发育天数	6 天
是否存活	是
是否辅助孵化	是
囊胚冷冻时间	82 天
解冻后与移植间隔	233 分钟
结局	临床妊娠

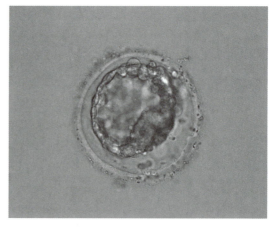

解冻后 -0 分钟（×200）

冷冻前囊胚评价：4BA

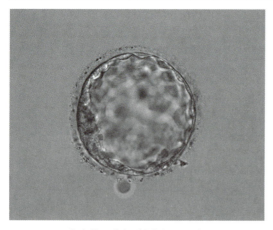

冷冻前 - 内细胞团（×200）

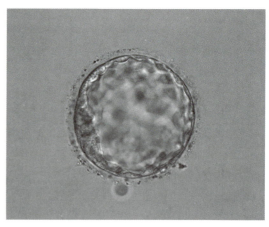

冷冻前 - 滋养层（×200）

移植前囊胚

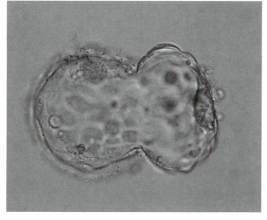

移植前 - 内细胞团（×200）

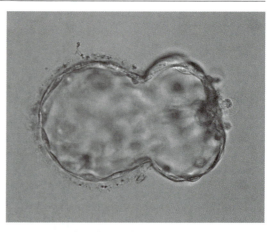

移植前 - 滋养层（×200）

案例 17

女性

年龄	29 岁	BMI	20.7 kg/m²
不孕年限	4 年	不孕类型	原发性不孕症
不孕诊断	输卵管因素	月经周期	7/32
排卵情况	正常	染色体核型	46，XX
输卵管情况	左侧阻塞、右侧通畅	其他特殊病史	无
基础 FSH	4.68 IU/L	基础 PRL	11.17 ng/ml
基础 LH	1.84 IU/L	基础 P	0.2 ng/ml
基础 E_2	21 pg/ml	AMH	5.2 ng/ml
基础 T	0.6 ng/ml	TSH	0.29 μIU/ml

男性伴侣

年龄	28 岁	染色体核型	46，XY
既往精液检查	正常	其他特殊病史	无

既往 IVF 治疗		本次新鲜周期	
无		ICSI	未移植

试管当天精液化验情况

禁欲天数	4 天	a+b	23%
体积	5.0 ml	c	9%
浓度	20×10⁶/ml	d	68%

刺激周期

方案	拮抗剂方案	受精方式	ICSI
窦卵泡数	16 个	获卵数	10 枚
促排卵药物 FSH	rFSH+HMG	MⅡ卵数（ICSI）	8 枚
总剂量	1237.5 IU	受精率	75%
刺激天数	9 天	卵裂率	100%
扳机日 E_2	4800 pg/ml	可利用囊胚形成率	100%
扳机日 LH	1.34 IU/L		
扳机日 P	1.25 ng/ml		
扳机日 ≥ 12 mm 卵泡数	14 个		

本次冻融囊胚移植情况

刺激方案	替代周期
内膜厚度	12 mm
是否人工皱缩	是
囊胚发育天数	6 天
是否存活	是
是否辅助孵化	是
囊胚冷冻时间	25 天
解冻后与移植间隔	111 分钟
结局	临床妊娠

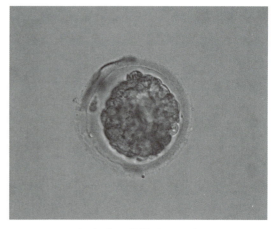

解冻后 -0 分钟（×200）

冷冻前囊胚评价：4AB

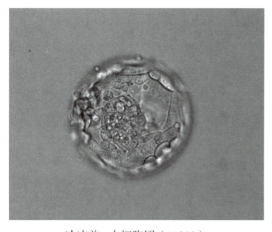

冷冻前 - 内细胞团（×200）

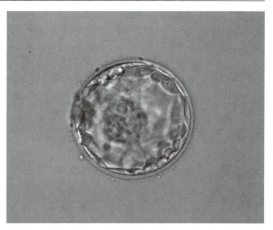

冷冻前 - 滋养层（×200）

移植前囊胚

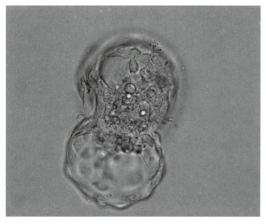

移植前 - 内细胞团（×200）

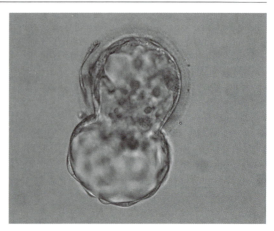

移植前 - 滋养层（×200）

案例 18

女性

年龄	29 岁	BMI	19.1 kg/m²
不孕年限	2 年	不孕类型	原发性不孕症
不孕诊断	输卵管因素	月经周期	5～6/28
排卵情况	正常	染色体核型	46，XX
输卵管情况	左侧阻塞、右侧欠通畅	其他特殊病史	无
基础 FSH	9.80 IU/L	基础 PRL	7.91 ng/ml
基础 LH	3.81 IU/L	基础 P	0.33 ng/ml
基础 E_2	85 pg/ml	AMH	2.56 ng/ml
基础 T	0.49 ng/ml	TSH	1.41 μIU/ml

男性伴侣

年龄	26 岁	染色体核型	46，XY
既往精液检查	正常	其他特殊病史	无

既往 IVF 治疗		本次新鲜周期	
无		IVF	未移植

试管当天精液化验情况

禁欲天数	6 天	a+b	44%
体积	3.0 ml	c	19%
浓度	40×10⁶/ml	d	37%

刺激周期

方案	长方案	受精方式	IVF
窦卵泡数	18 个	获卵数	18 枚
促排卵药物 FSH	uFSH+HMG	MⅡ卵数（ICSI）	NA
总剂量	1350 IU	受精率	61.1%
刺激天数	9 天	卵裂率	100%
扳机日 E_2	8000 pg/ml	可利用囊胚形成率	57.1%
扳机日 LH	6.67 IU/L		
扳机日 P	1.35 ng/ml		
扳机日≥12 mm 卵泡数	19 个		

本次冻融囊胚移植情况

刺激方案	替代周期
内膜厚度	10 mm
是否人工皱缩	是
囊胚发育天数	6 天
是否存活	是
是否辅助孵化	否
囊胚冷冻时间	24 天
解冻后与移植间隔	113 分钟
结局	生化妊娠

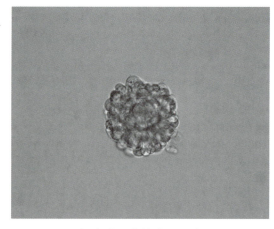

解冻后 -0 分钟（×200）

冷冻前囊胚评价：6AA

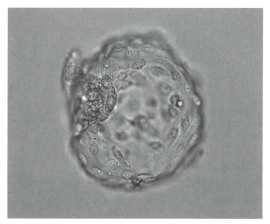

冷冻前 - 内细胞团（×200）

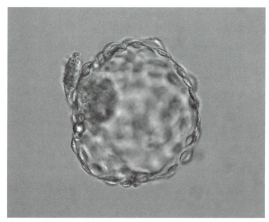

冷冻前 - 滋养层（×200）

移植前囊胚

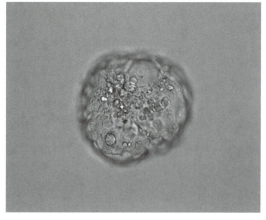

移植前 - 内细胞团（×200）

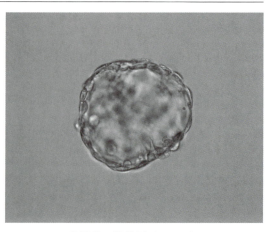

移植前 - 滋养层（×200）

案例 19

女性

年龄	29 岁	BMI	23 kg/m^2
不孕年限	1 年	不孕类型	继发性不孕症
不孕诊断	输卵管因素	月经周期	6/26
排卵情况	正常	染色体核型	46，XX
输卵管情况	右侧切除、左侧欠通畅	其他特殊病史	双侧输卵管妊娠
基础 FSH	4.90 IU/L	基础 PRL	10.98 ng/ml
基础 LH	1.51 IU/L	基础 P	0.20 ng/ml
基础 E$_2$	20 pg/ml	AMH	5.34 ng/ml
基础 T	0.13 ng/ml	TSH	1.62 μIU/ml

男性伴侣

年龄	28 岁	染色体核型	46，XY
既往精液检查	正常	其他特殊病史	无

既往 IVF 治疗 / 本次新鲜周期

既往 IVF 治疗		本次新鲜周期	
无		IVF	未移植

试管当天精液化验情况

禁欲天数	5 天	a+b	53%
体积	3.0 ml	c	13%
浓度	40×10^6/ml	d	34%

刺激周期

方案	长方案	受精方式	IVF
窦卵泡数	17 个	获卵数	24 枚
促排卵药物 FSH	rFSH+HMG	MⅡ卵数（ICSI）	NA
总剂量	1725 IU	受精率	66.7%
刺激天数	10 天	卵裂率	87.5%
扳机日 E$_2$	4365 pg/ml	可利用囊胚形成率	42.9%
扳机日 LH	1.42 IU/L		
扳机日 P	0.94 ng/ml		
扳机日≥12 mm 卵泡数	19 个		

本次冻融囊胚移植情况

刺激方案	替代周期
内膜厚度	8 mm
是否人工皱缩	是
囊胚发育天数	5 天
是否存活	是
是否辅助孵化	是
囊胚冷冻时间	58 天
解冻后与移植间隔	20 分钟
结局	临床妊娠

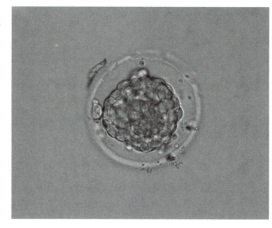

解冻后-0分钟（×200）

冷冻前囊胚评价：5AA

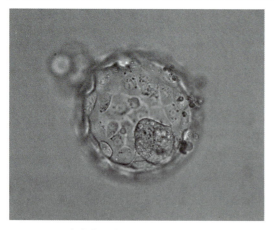 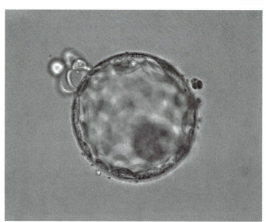

冷冻前-内细胞团（×200）　　　冷冻前-滋养层（×200）

移植前囊胚

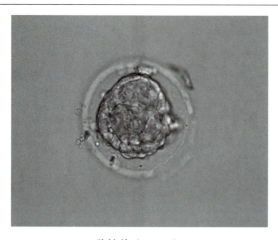

移植前（×200）

案例 20

女性

年龄	43 岁	BMI	25.39 kg/m^2
不孕年限	4 年	不孕类型	继发性不孕症
不孕诊断	输卵管因素	月经周期	4/26
排卵情况	正常	染色体核型	46，XX
输卵管情况	双侧阻塞	其他特殊病史	无
基础 FSH	4.84 IU/L	基础 PRL	14.20 ng/ml
基础 LH	4.20 IU/L	基础 P	0.6 ng/ml
基础 E$_2$	53.56 pg/ml	基础 T	0.73 ng/ml

男性伴侣

年龄	46 岁	染色体核型	46，XY
既往精液检查	正常	其他特殊病史	无

既往 IVF 治疗 / 本次新鲜周期

第一次 IVF	未妊娠	IVF	未移植
第二次 IVF	未妊娠		

试管当天精液化验情况

禁欲天数	5 天	a+b	57%
体积	4.0 ml	c	12%
浓度	80×10^6/ml	d	31%

刺激周期

方案	拮抗剂方案	受精方式	IVF
窦卵泡数	8 个	获卵数	13 枚
促排卵药物 FSH	rFSH	M Ⅱ 卵数（ICSI）	NA
总剂量	2700 IU	受精率	92.3%
刺激天数	9 天	卵裂率	100%
扳机日 E$_2$	3345 pg/ml	可利用囊胚形成率	12.5%
扳机日 LH	5.63 IU/L		
扳机日 P	1.98 ng/ml		
扳机日 ≥ 12 mm 卵泡数	9 个		

本次冻融囊胚移植情况

刺激方案	替代周期
内膜厚度	12 mm
是否人工皱缩	是
囊胚发育天数	6 天
是否存活	是
是否辅助孵化	否
囊胚冷冻时间	56 天
解冻后与移植间隔	12 分钟
结局	临床妊娠

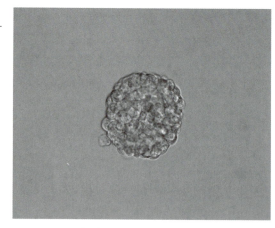

解冻后 -0 分钟（×200）

冷冻前囊胚评价：5BA

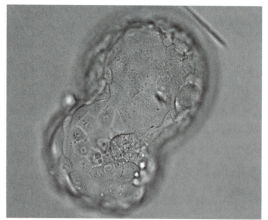

冷冻前 - 内细胞团（×200）

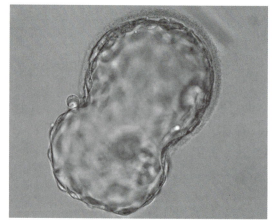

冷冻前 - 滋养层（×200）

移植前囊胚（解冻过程中囊胚从透明带中脱出）

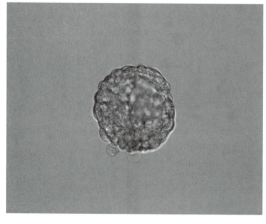

移植前（×200）

案例 21

女性

年龄	35 岁	BMI	22.3 kg/m^2
不孕年限	0.3 年	不孕类型	继发性不孕症
不孕诊断	输卵管因素	月经周期	5~6/26
排卵情况	正常	染色体核型	46，XX
输卵管情况	左侧积水、右侧僵硬，双侧输卵管结扎	其他特殊病史	右侧输卵管妊娠保守治疗
基础 FSH	8.21 IU/L	基础 PRL	8.77 ng/ml
基础 LH	5.06 IU/L	基础 P	0.47 ng/ml
基础 E$_2$	69 g/ml	AMH	1.38 ng/ml
基础 T	0.57 ng/ml	TSH	2.18 μIU/ml

男性伴侣

年龄	36 岁	染色体核型	46，XY
既往精液检查	正常	其他特殊病史	无

既往 IVF 治疗 / 本次新鲜周期

IVF	无胚胎	IVF	未移植

试管当天精液化验情况

禁欲天数	2 天	a+b	41%
体积	2.0 ml	c	17%
浓度	45×10^6/ml	d	42%

刺激周期

方案	微刺激方案	受精方式	IVF
窦卵泡数	3 个	获卵数	1 枚
促排卵药物	CC	M Ⅱ 卵数（ICSI）	NA
总剂量	400 mg	受精率	100%
刺激天数	8 天	卵裂率	100%
扳机日 E$_2$	794 pg/ml	可利用囊胚形成率	100%
扳机日 LH	15.54 IU/L		
扳机日 P	1.38 ng/ml		
扳机日 ≥ 12 mm 卵泡数	3 个		

本次冻融囊胚移植情况

刺激方案	替代周期
内膜厚度	11 mm
是否人工皱缩	是
囊胚发育天数	5 天
是否存活	是
是否辅助孵化	是
囊胚冷冻时间	43 天
解冻后与移植间隔	147 分钟
结局	临床妊娠

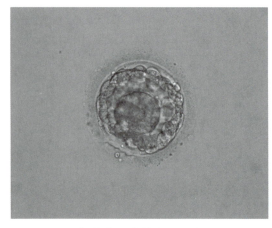

解冻后 -0 分钟（×200）

冷冻前囊胚评价：4AB

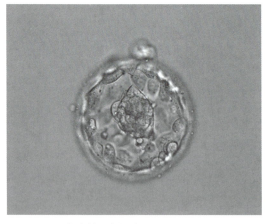

冷冻前 - 内细胞团（×200）

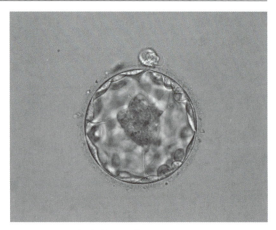

冷冻前 - 滋养层（×200）

移植前囊胚

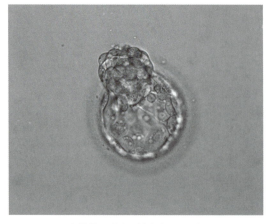

移植前 - 内细胞团（×200）

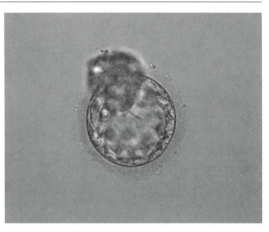

移植前 - 滋养层（×200）

案例 22

女性

年龄	34 岁	BMI	21.5 kg/m²
不孕年限	2 年	不孕类型	原发性不孕症
不孕诊断	输卵管因素	月经周期	5/30
排卵情况	正常	染色体核型	46，XX
输卵管情况	一侧阻塞、对侧不通畅	其他特殊病史	无
基础 FSH	7.96 IU/L	基础 PRL	11.41 ng/ml
基础 LH	4.63 IU/L	基础 P	0.27 ng/ml
基础 E_2	29 pg/ml	AMH	3.62 ng/ml
基础 T	0.48 ng/ml	TSH	2 μIU/ml

男性伴侣

年龄	36 岁	染色体核型	46，XY
既往精液检查	正常	其他特殊病史	无

既往 IVF 治疗 / 本次新鲜周期

既往 IVF 治疗		本次新鲜周期	
无		IVF	未移植

试管当天精液化验情况

禁欲天数	2 天	a+b	48%
体积	5.0 ml	c	13%
浓度	30×10⁶/ml	d	39%

刺激周期

方案	长方案	受精方式	IVF
窦卵泡数	18 个	获卵数	18 枚
促排卵药物 FSH	rFSH	MⅡ卵数（ICSI）	NA
总剂量	2250 IU	受精率	94.4%
刺激天数	10 天	卵裂率	94.1%
扳机日 E_2	6185 pg/ml	可利用囊胚形成率	20%
扳机日 LH	2.87 IU/L		
扳机日 P	1.39 ng/ml		
扳机日≥12 mm 卵泡数	20 个		

本次冻融囊胚移植情况

刺激方案	替代周期
内膜厚度	8 mm
是否人工皱缩	是
囊胚发育天数	5 天
是否存活	是
是否辅助孵化	是
囊胚冷冻时间	77 天
解冻后与移植间隔	208 分钟
结局	临床妊娠

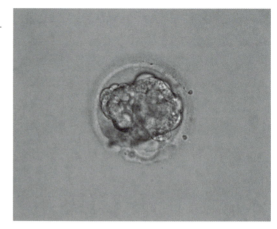

解冻后 -0 分钟（×200）

冷冻前囊胚评价：4BB

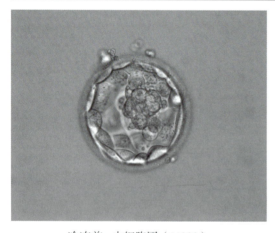

冷冻前 - 内细胞团（×200）

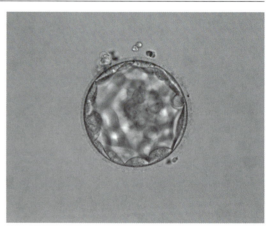

冷冻前 - 滋养层（×200）

移植前囊胚

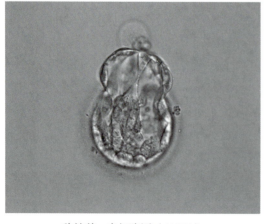

移植前 - 内细胞团（×200）

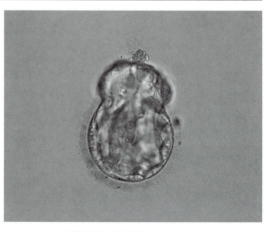

移植前 - 滋养层（×200）

案例 23

女性

年龄	33 岁	BMI	21.7 kg/m^2
不孕年限	8 年	不孕类型	继发性不孕症
不孕诊断	输卵管因素	月经周期	9~10/30~32
排卵情况	正常	染色体核型	46，XX
输卵管情况	双侧切除	其他特殊病史	双侧输卵管妊娠
基础 FSH	7.14 IU/L	基础 PRL	25.20 ng/ml
基础 LH	3.70 IU/L	基础 P	0.31 ng/ml
基础 E$_2$	44 pg/ml	AMH	2.71 ng/ml
基础 T	0.17 ng/ml	TSH	1.54 μIU/ml

男性伴侣

年龄	30 岁	染色体核型	46，XY
既往精液检查	正常	其他特殊病史	无

既往 IVF 治疗 / 本次新鲜周期

既往 IVF 治疗		本次新鲜周期	
无		IVF	未移植

试管当天精液化验情况

禁欲天数	5 天	a+b	52%
体积	1.0 ml	c	13%
浓度	50×10^6/ml	d	35%

刺激周期

方案	超长方案	受精方式	IVF
窦卵泡数	9 个	获卵数	7 枚
促排卵药物 FSH	rFSH+HMG	M Ⅱ 卵数（ICSI）	NA
总剂量	2625 IU	受精率	57.1%
刺激天数	13 天	卵裂率	100%
扳机日 E$_2$	3455 pg/ml	可利用囊胚形成率	75%
扳机日 LH	3.42 IU/L		
扳机日 P	0.69 ng/ml		
扳机日 ≥ 12 mm 卵泡数	10 个		

本次冻融囊胚移植情况

刺激方案	替代周期
内膜厚度	10 mm
是否人工皱缩	是
囊胚发育天数	6 天
是否存活	是
是否辅助孵化	是
囊胚冷冻时间	25 天
解冻后与移植间隔	110 分钟
结局	临床妊娠

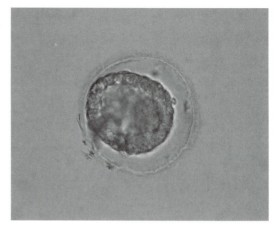

解冻后 -0 分钟（×200）

冷冻前囊胚评价：4BA

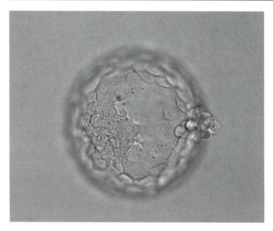

冷冻前 - 内细胞团（×200）

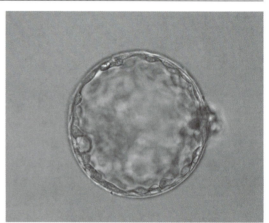

冷冻前 - 滋养层（×200）

移植前囊胚

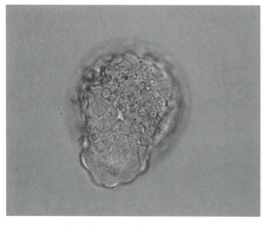

移植前 - 内细胞团（×200）

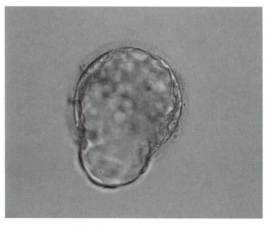

移植前 - 滋养层（×200）

案例 24

女性

年龄	33 岁	BMI	22.1 kg/m^2
不孕年限	2 年	不孕类型	继发性不孕症
不孕诊断	输卵管因素	月经周期	5～6/28
排卵情况	正常	染色体核型	46，XX
输卵管情况	右侧切除、左侧欠通畅	其他特殊病史	右侧输卵管妊娠
基础 FSH	7.07 IU/L	基础 PRL	19.27 ng/ml
基础 LH	5.81 IU/L	基础 P	1.41 ng/ml
基础 E$_2$	77 pg/ml	AMH	4.58 ng/ml
基础 T	0.45 ng/ml	TSH	1.26 μIU/ml

男性伴侣

年龄	34 岁	染色体核型	46，XY
既往精液检查	正常	其他特殊病史	无

既往 IVF 治疗		本次新鲜周期	
无		IVF	未移植

试管当天精液化验情况

禁欲天数	4 天	a+b	47%
体积	1.5 ml	c	31%
浓度	50×10^6/ml	d	22%

刺激周期

方案	长方案	受精方式	IVF
窦卵泡数	23 个	获卵数	23 枚
促排卵药物 FSH	rFSH+HMG	MⅡ卵数（ICSI）	NA
总剂量	1837.5 IU	受精率	66.7%
刺激天数	11 天	卵裂率	100%
扳机日 E$_2$	4151 pg/ml	可利用囊胚形成率	60%
扳机日 LH	1.35 IU/L		
扳机日 P	1.68 ng/ml		
扳机日≥12 mm 卵泡数	27 个		

本次冻融囊胚移植情况

刺激方案	替代周期
内膜厚度	14 mm
是否人工皱缩	是
囊胚发育天数	5 天
是否存活	是
是否辅助孵化	是
囊胚冷冻时间	62 天
解冻后与移植间隔	203 分钟
结局	生化妊娠

解冻后 -0 分钟（×200）

冷冻前囊胚评价：4AA

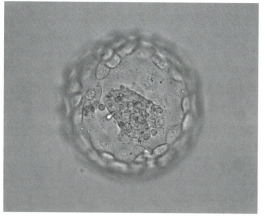

冷冻前 - 内细胞团（×200）

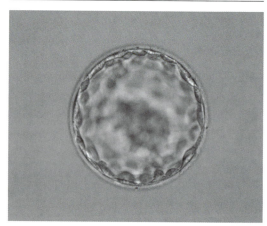

冷冻前 - 滋养层（×200）

移植前囊胚

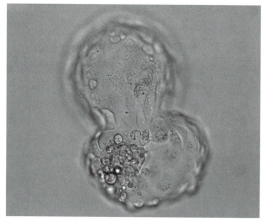

移植前 - 内细胞团（×200）

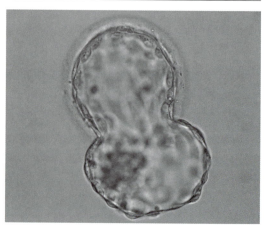

移植前 - 滋养层（×200）

案例 25

女性

年龄	29 岁	BMI	19.5 kg/m²
不孕年限	1 年	不孕类型	继发性不孕症
不孕诊断	输卵管因素	月经周期	5～7/30～32
排卵情况	正常	染色体核型	46，XX
输卵管情况	右侧切除、左侧欠通畅	其他特殊病史	右侧输卵管妊娠
基础 FSH	7.14 IU/L	基础 PRL	12.18 ng/ml
基础 LH	5.52 IU/L	基础 P	0.26 ng/ml
基础 E_2	72 pg/ml	AMH	5.62 ng/ml
基础 T	0.39 ng/ml	TSH	2.13 μIU/ml

男性伴侣

年龄	29 岁	染色体核型	46，XY
既往精液检查	正常	其他特殊病史	无

既往 IVF 治疗		本次新鲜周期	
无		IVF	未移植

试管当天精液化验情况

禁欲天数	5 天	a+b	44%
体积	2.0 ml	c	15%
浓度	60×10⁶/ml	d	41%

刺激周期

方案	长方案	受精方式	IVF
窦卵泡数	25 个	获卵数	20 枚
促排卵药物 FSH	rFSH+HMG	MⅡ卵数（ICSI）	NA
总剂量	1312.5 IU	受精率	85%
刺激天数	11 天	卵裂率	100%
扳机日 E_2	8603 pg/ml	可利用囊胚形成率	64.7%
扳机日 LH	1.56 IU/L		
扳机日 P	0.77 ng/ml		
扳机日≥12 mm 卵泡数	39 个		

本次冻融囊胚移植情况

刺激方案	替代周期
内膜厚度	10 mm
是否人工皱缩	是
囊胚发育天数	5 天
是否存活	是
是否辅助孵化	是
囊胚冷冻时间	83 天
解冻后与移植间隔	116 分钟
结局	临床妊娠

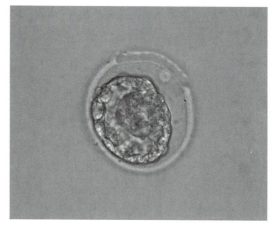

解冻后 -0 分钟（×200）

冷冻前囊胚评价：4AA

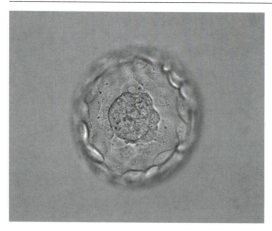

冷冻前 - 内细胞团（×200）

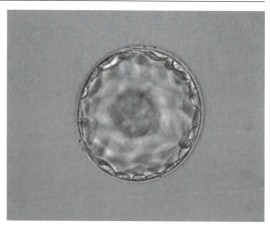

冷冻前 - 滋养层（×200）

移植前囊胚

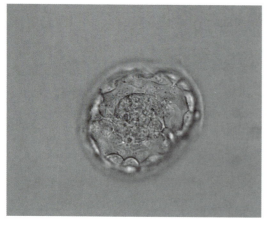

移植前 - 内细胞团（×200）

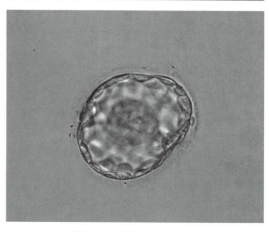

移植前 - 滋养层（×200）

案例 26

女性

年龄	29 岁	BMI	20.1 kg/m²
不孕年限	3 年	不孕类型	继发性不孕症
不孕诊断	输卵管因素	月经周期	3～4/24～25
排卵情况	正常	染色体核型	46，XX
输卵管情况	双侧阻塞	其他特殊病史	右侧输卵管妊娠，保守治疗
基础 FSH	6.92 IU/L	基础 PRL	9.43 ng/ml
基础 LH	5.14 IU/L	基础 P	0.21 ng/ml
基础 E_2	42 pg/ml	AMH	4.91 ng/ml
基础 T	0.42 ng/ml	TSH	2.89 μIU/ml

男性伴侣

年龄	28 岁	染色体核型	46，XY
既往精液检查	正常	其他特殊病史	无

既往 IVF 治疗 | 本次新鲜周期

无		IVF	未移植

试管当天精液化验情况

禁欲天数	3 天	a+b	47%
体积	4.0 ml	c	25%
浓度	$20×10^6$/ml	d	28%

刺激周期

方案	超长方案	受精方式	IVF
窦卵泡数	18 个	获卵数	15 枚
促排卵药物 FSH	rFSH+HMG	M Ⅱ 卵数（ICSI）	NA
总剂量	1950 IU	受精率	80%
刺激天数	13 天	卵裂率	100%
扳机日 E_2	4095 pg/ml	可利用囊胚形成率	63.6%
扳机日 LH	0.92 IU/L		
扳机日 P	1.77 ng/ml		
扳机日 ≥ 12 mm 卵泡数	19 个		

本次冻融囊胚移植情况

刺激方案	替代周期
内膜厚度	9 mm
是否人工皱缩	是
囊胚发育天数	5 天
是否存活	是
是否辅助孵化	是
囊胚冷冻时间	75 天
解冻后与移植间隔	205 分钟
结局	临床妊娠

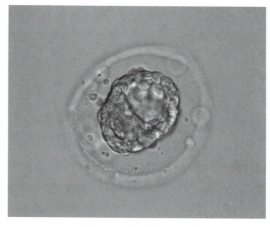

解冻后 -0 分钟（×200）

冷冻前囊胚评价：4AB

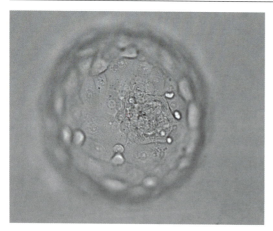

冷冻前 - 内细胞团（×200）

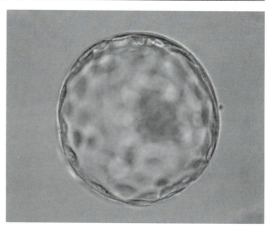

冷冻前 - 滋养层（×200）

移植前囊胚

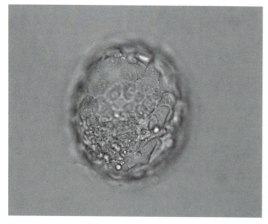

移植前 - 内细胞团（×200）

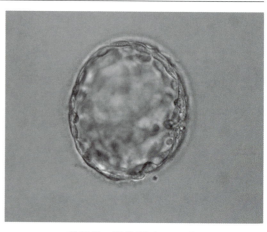

移植前 - 滋养层（×200）

案例 27

女性

年龄	27 岁	BMI	24.8 kg/m²
不孕年限	2 年	不孕类型	继发性不孕症
不孕诊断	输卵管因素	月经周期	5/32
排卵情况	正常	染色体核型	46，XX
输卵管情况	双侧切除	其他特殊病史	双侧输卵管妊娠
基础 FSH	6.08 IU/L	基础 PRL	8.78 ng/ml
基础 LH	2.52 IU/L	基础 P	0.94 ng/ml
基础 E_2	49 pg/ml	AMH	4.35 ng/ml
基础 T	0.47 ng/ml	TSH	3.10 μIU/ml

男性伴侣

年龄	32 岁	染色体核型	46，XY
既往精液检查	正常	其他特殊病史	无

既往 IVF 治疗 / 本次新鲜周期

既往 IVF 治疗		本次新鲜周期	
无		IVF	未移植

试管当天精液化验情况

禁欲天数	2 天	a+b	44%
体积	2.0 ml	c	25%
浓度	42×10⁶/ml	d	31%

刺激周期

方案	长方案	受精方式	IVF
窦卵泡数	19 个	获卵数	18 枚
促排卵药物 FSH	rFSH+HMG	M Ⅱ 卵数（ICSI）	NA
总剂量	1650 IU	受精率	77.8%
刺激天数	9 天	卵裂率	100%
扳机日 E_2	4785 pg/ml	可利用囊胚形成率	58.3%
扳机日 LH	2.02 IU/L		
扳机日 P	1.38 ng/ml		
扳机日≥12 mm 卵泡数	13 个		

本次冻融囊胚移植情况

刺激方案	替代周期
内膜厚度	11 mm
是否人工皱缩	是
囊胚发育天数	5 天
是否存活	是
是否辅助孵化	是
囊胚冷冻时间	62 天
解冻后与移植间隔	252 分钟
结局	临床妊娠

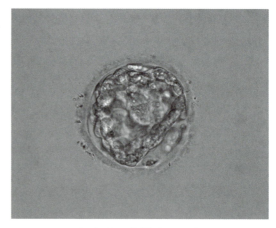

解冻后 -0 分钟（×200）

冷冻前囊胚评价：4AA

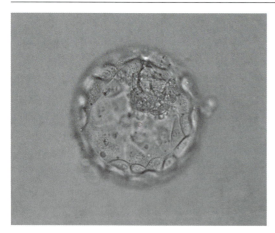

冷冻前 - 内细胞团（×200）

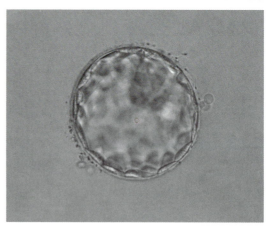

冷冻前 - 滋养层（×200）

移植前囊胚

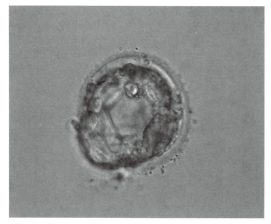

移植前 - 内细胞团（×200）

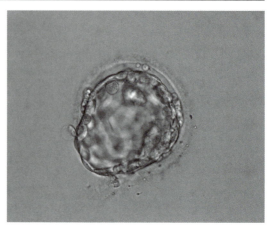

移植前 - 滋养层（×200）

案例 28

女性

年龄	35 岁	BMI	21.6 kg/m^2
不孕年限	3 年	不孕类型	原发性不孕症
不孕诊断	输卵管因素	月经周期	6/25
排卵情况	正常	染色体核型	46，XX
输卵管情况	左侧欠通畅、右侧阻塞	其他特殊病史	无
基础 FSH	6.77 IU/L	基础 PRL	9.54 ng/ml
基础 LH	2.72 IU/L	基础 P	0.32 ng/ml
基础 E$_2$	78 pg/ml	AMH	2.39 ng/ml
基础 T	0.31 ng/ml		

男性伴侣

年龄	36 岁	染色体核型	46，XY
既往精液检查	正常	其他特殊病史	无

既往 IVF 治疗		本次新鲜周期	
无		IVF	未移植

试管当天精液化验情况

禁欲天数	4 天	a+b	52%
体积	2.0 ml	c	8%
浓度	70×10^6/ml	d	40%

刺激周期

方案	长方案	受精方式	IVF
窦卵泡数	10 个	获卵数	10 枚
促排卵药物 FSH	rFSH+HMG	M Ⅱ 卵数（ICSI）	NA
总剂量	2475 IU	受精率	50%
刺激天数	11 天	卵裂率	80%
扳机日 E$_2$	4800 pg/ml	可利用囊胚形成率	33.3%
扳机日 LH	3.43 IU/L		
扳机日 P	0.74 ng/ml		
扳机日≥12 mm 卵泡数	9 个		

本次冻融囊胚移植情况

刺激方案	替代周期
内膜厚度	10 mm
是否人工皱缩	是
囊胚发育天数	6 天
是否存活	是
是否辅助孵化	否
囊胚冷冻时间	57 天
解冻后与移植间隔	202 分钟
结局	临床妊娠

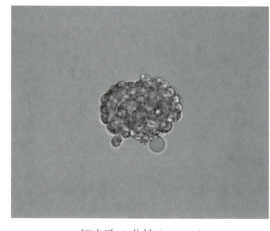

解冻后 -0 分钟（×200）

冷冻前囊胚评价：6AB

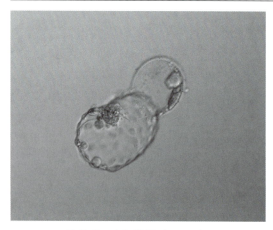

冷冻前 - 内细胞团（×100）

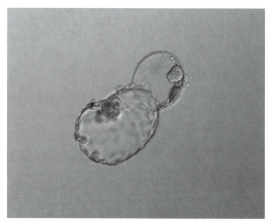

冷冻前 - 滋养层（×200）

移植前囊胚

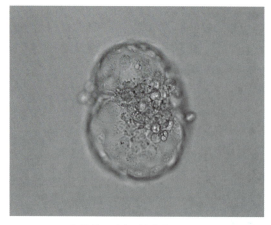

移植前 - 内细胞团（×200）

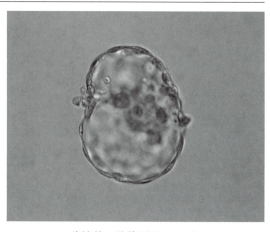

移植前 - 滋养层（×200）

案例 29

女性

年龄	34 岁	BMI	23.9 kg/m^2
不孕年限	2 年	不孕类型	继发性不孕症
不孕诊断	输卵管因素	月经周期	10/30
排卵情况	正常	染色体核型	46，XX
输卵管情况	双侧阻塞	其他特殊病史	无
基础 FSH	8.68 IU/L	基础 PRL	10.24 ng/ml
基础 LH	2.02 IU/L	基础 P	0.74 ng/ml
基础 E$_2$	25 pg/ml	AMH	4.65 ng/ml
基础 T	0.54 ng/ml	TSH	3.13 μIU/ml

男性伴侣

年龄	35 岁	染色体核型	46，XY
既往精液检查	正常	其他特殊病史	无

既往 IVF 治疗 / 本次新鲜周期

既往 IVF 治疗		本次新鲜周期	
无		IVF	未移植

试管当天精液化验情况

禁欲天数	6 天	a+b	35%
体积	3.0 ml	c	5%
浓度	50×10^6/ml	d	60%

刺激周期

方案	长方案	受精方式	IVF
窦卵泡数	10 个	获卵数	14 枚
促排卵药物 FSH	rFSH	M Ⅱ 卵数（ICSI）	NA
总剂量	2025 IU	受精率	78.6%
刺激天数	9 天	卵裂率	100%
扳机日 E$_2$	4237 pg/ml	可利用囊胚形成率	54.5%
扳机日 LH	1.63 IU/L		
扳机日 P	2.04 g/ml		
扳机日 ≥ 12 mm 卵泡数	18 个		

本次冻融囊胚移植情况

刺激方案	替代周期
内膜厚度	10 mm
是否人工皱缩	是
囊胚发育天数	5 天
是否存活	是
是否辅助孵化	是
囊胚冷冻时间	89 天
解冻后与移植间隔	121 分钟
结局	临床妊娠

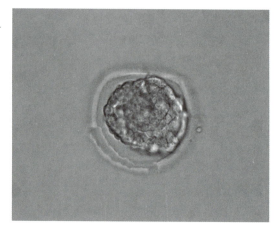

解冻后 -0 分钟（×200）

冷冻前囊胚评价：4AA

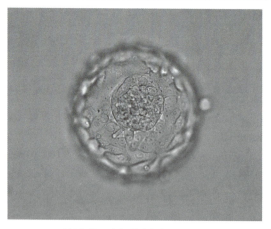

冷冻前 - 内细胞团（×200）

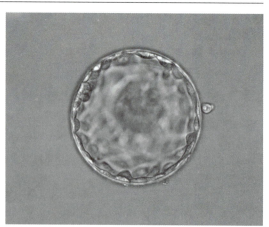

冷冻前 - 滋养层（×200）

移植前囊胚

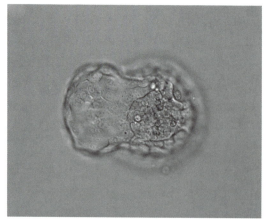

移植前 - 内细胞团（×200）

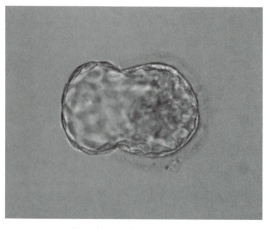

移植前 - 滋养层（×200）

案例 30

女性

年龄	36 岁	BMI	25.53 kg/m²
不孕年限	9 年	不孕类型	原发性不孕症
不孕诊断	输卵管因素	月经周期	5～6/28
排卵情况	正常	染色体核型	46，XX
输卵管情况	双侧阻塞	其他特殊病史	无
基础 FSH	3.5 IU/L	基础 PRL	8.31 ng/ml
基础 LH	2.08 IU/L	基础 P	0.61 ng/ml
基础 E_2	67 pg/ml	AMH	0.34 ng/ml
基础 T	0.71 ng/ml	TSH	1.13 μIU/ml

男性伴侣

年龄	38 岁	染色体核型	46，XY
既往精液检查	正常	其他特殊病史	无

既往 IVF 治疗		**本次新鲜周期**	
第一次 IVF	未获卵	IVF	未移植

试管当天精液化验情况

禁欲天数	3 天	a+b	55%
体积	2.0 ml	c	10%
浓度	30×10⁶/ml	d	35%

刺激周期

方案	微刺激方案	受精方式	IVF
窦卵泡数	5 个	获卵数	3 枚
促排卵药物 FSH	CC+HMG	MⅡ卵数（ICSI）	NA
总剂量	300 mg+150 IU	受精率	66.7%
刺激天数	6 天	卵裂率	100%
扳机日 E_2	610 pg/ml	可利用囊胚形成率	50%
扳机日 LH	4.81 IU/L		
扳机日 P	1.64 ng/ml		
扳机日≥12 mm 卵泡数	4 个		

本次冻融囊胚移植情况

刺激方案	替代周期
内膜厚度	8 mm
是否人工皱缩	是
囊胚发育天数	6 天
是否存活	是
是否辅助孵化	是
囊胚冷冻时间	71 天
解冻后与移植间隔	231 分钟
结局	生化妊娠

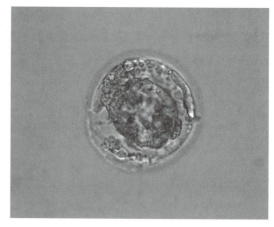

解冻后 -0 分钟（×200）

冷冻前囊胚评价：4BB

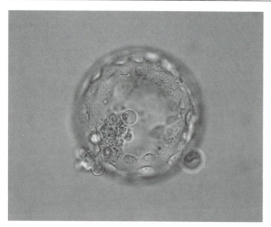

冷冻前 - 内细胞团（×200）

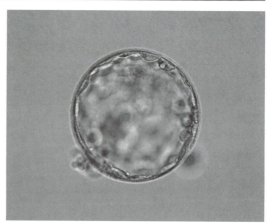

冷冻前 - 滋养层（×200）

移植前囊胚

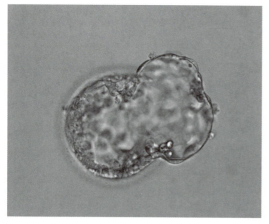

移植前 - 内细胞团（×200）

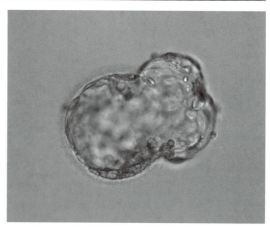

移植前 - 滋养层（×200）

案例 31

女性

年龄	29 岁	BMI	22.2 kg/m^2
不孕年限	3.6 年	不孕类型	原发性不孕症
不孕诊断	输卵管因素	月经周期	7/25～30
排卵情况	正常	染色体核型	46，XX
输卵管情况	双侧阻塞	其他特殊病史	无
基础 FSH	7.05 IU/L	基础 PRL	14.51 ng/ml
基础 LH	3.78 IU/L	基础 P	0.92 ng/ml
基础 E$_2$	64 pg/ml	AMH	5.47 ng/ml
基础 T	0.45 ng/ml	TSH	2.42 μIU/ml

男性伴侣

年龄	32 岁	染色体核型	46，XY
既往精液检查	正常	其他特殊病史	无

既往 IVF 治疗		本次新鲜周期	
无		IVF	未移植

试管当天精液化验情况

禁欲天数	5 天	a+b	21%
体积	4.0 ml	c	18%
浓度	60×10^6/ml	d	61%

刺激周期

方案	拮抗剂方案	受精方式	IVF
窦卵泡数	15 个	获卵数	11 枚
促排卵药物 FSH	rFSH+HMG	M Ⅱ 卵数（ICSI）	NA
总剂量	1350 IU	受精率	81.8%
刺激天数	8 天	卵裂率	100%
扳机日 E$_2$	2280 pg/ml	可利用囊胚形成率	71.4%
扳机日 LH	2.88 IU/L		
扳机日 P	1.6 ng/ml		
扳机日≥12 mm 卵泡数	13 个		

本次冻融囊胚移植情况

刺激方案	替代周期
内膜厚度	9 mm
是否人工皱缩	是
囊胚发育天数	5 天
是否存活	是
是否辅助孵化	否
囊胚冷冻时间	62 天
解冻后与移植间隔	161 分钟
结局	临床妊娠

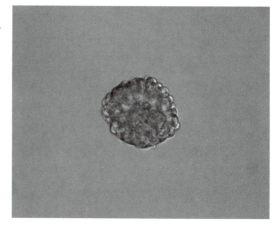

解冻后 -0 分钟（×200）

冷冻前囊胚评价：5AA

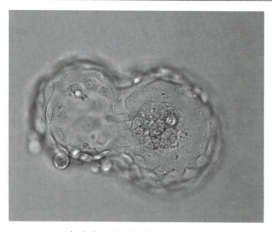

冷冻前 - 内细胞团（×200）

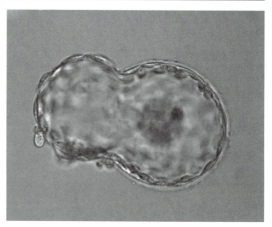

冷冻前 - 滋养层（×200）

移植前囊胚（解冻过程中囊胚从透明带中脱出）

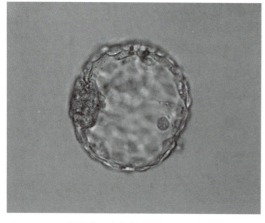

移植前 - 内细胞团（×200）

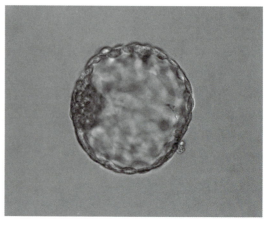

移植前 - 滋养层（×200）

案例 32

女性

年龄	33 岁	BMI	19.1 kg/m²
不孕年限	1 年	不孕类型	继发性不孕症
不孕诊断	输卵管因素	月经周期	7/27
排卵情况	正常	染色体核型	46，XX
输卵管情况	双侧阻塞	其他特殊病史	输卵管介入治疗
基础 FSH	10.45 IU/L	基础 PRL	18.78 ng/ml
基础 LH	6.20 IU/L	基础 P	0.40 ng/ml
基础 E_2	47 pg/ml	AMH	1.75 ng/ml
基础 T	0.45 ng/ml	TSH	2.19 μIU/ml

男性伴侣

年龄	31 岁	染色体核型	46，XY
既往精液检查	正常	其他特殊病史	无

既往 IVF 治疗 / 本次新鲜周期

既往 IVF 治疗		本次新鲜周期	
无		IVF	未移植

试管当天精液化验情况

禁欲天数	3 天	a+b	20%
体积	2.0 ml	c	20%
浓度	30×10⁶/ml	d	60%

刺激周期

方案	长方案	受精方式	IVF
窦卵泡数	11 个	获卵数	9 枚
促排卵药物 FSH	rFSH+HMG	MⅡ卵数（ICSI）	NA
总剂量	3300 IU	受精率	77.8%
刺激天数	12 天	卵裂率	71.4%
扳机日 E_2	4875 pg/ml	可利用囊胚形成率	60%
扳机日 LH	2.59 IU/L		
扳机日 P	2.45 ng/ml		
扳机日≥12 mm 卵泡数	14 个		

本次冻融囊胚移植情况

刺激方案	替代周期
内膜厚度	9 mm
是否人工皱缩	是
囊胚发育天数	6 天
是否存活	是
是否辅助孵化	否
囊胚冷冻时间	33 天
解冻后与移植间隔	81 分钟
结局	未妊娠

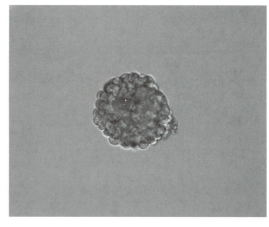

解冻后 -0 分钟（×200）

冷冻前囊胚评价：6AA

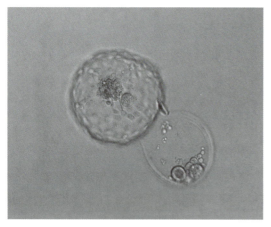

冷冻前 - 内细胞团（×100）

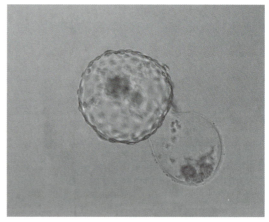

冷冻前 - 滋养层（×100）

移植前囊胚：囊腔内可见大细胞残留（黑色箭头）

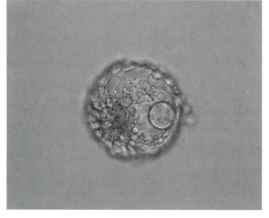

移植前 - 内细胞团（×200）

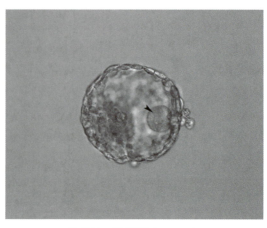

移植前 - 滋养层（×200）

案例 33

女性

年龄	33 岁	BMI	17.8 kg/m²
不孕年限	4 年	不孕类型	继发性不孕症
不孕诊断	输卵管因素	月经周期	7/28～30
排卵情况	正常	染色体核型	46, XX
输卵管情况	双侧阻塞	其他特殊病史	无
基础 FSH	9.29 IU/L	基础 PRL	22.50 ng/ml
基础 LH	3.79 IU/L	基础 P	0.93 ng/ml
基础 E_2	54 pg/ml	AMH	1.43 ng/ml
基础 T	0.59 ng/ml	TSH	3.25 μIU/ml

男性伴侣

年龄	33 岁	染色体核型	46, XY
既往精液检查	正常	其他特殊病史	无

既往 IVF 治疗		本次新鲜周期	
无		IVF	未移植

试管当天精液化验情况

禁欲天数	4 天	a+b	35%
体积	2.5 ml	c	15%
浓度	30×10⁶/ml	d	50%

刺激周期

方案	拮抗剂方案	受精方式	IVF
窦卵泡数	5 个	获卵数	5 枚
促排卵药物 FSH	rFSH	MⅡ卵数（ICSI）	NA
总剂量	2175 IU	受精率	100%
刺激天数	8 天	卵裂率	100%
扳机日 E_2	107 pg/ml	可利用囊胚形成率	80%
扳机日 LH	2.53 IU/L		
扳机日 P	0.64 ng/ml		
扳机日≥12 mm 卵泡数	5 个		

本次冻融囊胚移植情况

刺激方案	替代周期
内膜厚度	9 mm
是否人工皱缩	是
囊胚发育天数	6 天
是否存活	是
是否辅助孵化	是
囊胚冷冻时间	22 天
解冻后与移植间隔	161 分钟
结局	临床妊娠

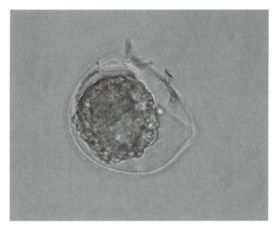

解冻后 -0 分钟（×200）

冷冻前囊胚评价：4BA

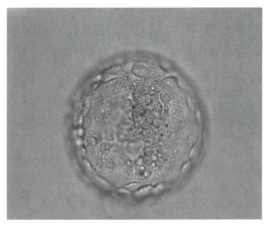

冷冻前 - 内细胞团（×200）

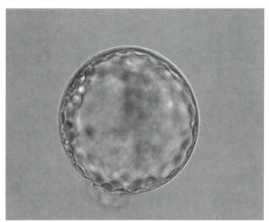

冷冻前 - 滋养层（×200）

移植前囊胚：透明带下大细胞残留，从 AH 开口处脱出（黑色箭头）

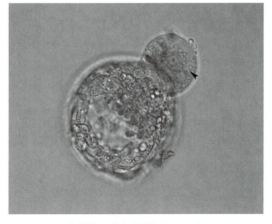

移植前 - 内细胞团（×200）

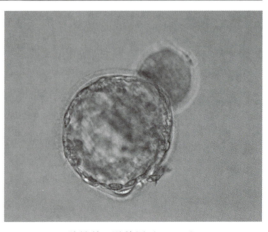

移植前 - 滋养层（×200）

案例 34

女性

年龄	31 岁	BMI	19.5 kg/m^2
不孕年限	2 年	不孕类型	继发性不孕症
不孕诊断	输卵管因素	月经周期	3～5/30
排卵情况	正常	染色体核型	46，XX
输卵管情况	双侧阻塞	其他特殊病史	左侧输卵管妊娠
基础 FSH	6.93 IU/L	基础 PRL	8.48 ng/ml
基础 LH	2.70 IU/L	基础 P	1.18 ng/ml
基础 E$_2$	42 pg/ml	AMH	6.81 ng/ml
基础 T	0.52 ng/ml	TSH	1.72 μIU/ml

男性伴侣

年龄	32 岁	染色体核型	46，XY
既往精液检查	正常	其他特殊病史	无

既往 IVF 治疗 | | 本次新鲜周期 | |

无		IVF	未移植

试管当天精液化验情况

禁欲天数	3 天	a+b	47%
体积	2.5 ml	c	13%
浓度	35×10^6/ml	d	40%

刺激周期

方案	拮抗剂方案	受精方式	IVF
窦卵泡数	19 个	获卵数	22 枚
促排卵药物 FSH	uFSH+HMG	MⅡ卵数（ICSI）	NA
总剂量	2025 IU	受精率	90.9%
刺激天数	11 天	卵裂率	100%
扳机日 E$_2$	9166 pg/ml	可利用囊胚形成率	65%
扳机日 LH	1.15 IU/L		
扳机日 P	1.89 ng/ml		
扳机日≥12 mm 卵泡数	22 个		

本次冻融囊胚移植情况

刺激方案	替代周期
内膜厚度	9 mm
是否人工皱缩	是
囊胚发育天数	5 天
是否存活	是
是否辅助孵化	是
囊胚冷冻时间	60 天
解冻后与移植间隔	130 分钟
结局	临床妊娠

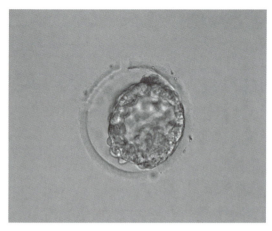

解冻后 -0 分钟（×200）

冷冻前囊胚评价：4AA

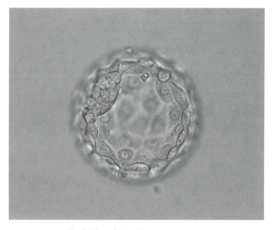

冷冻前 - 内细胞团（×200）

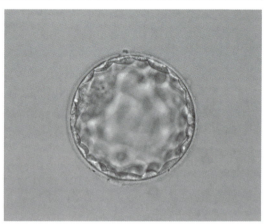

冷冻前 - 滋养层（×200）

移植前囊胚

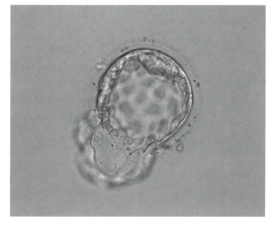

移植前 - 内细胞团（×200）

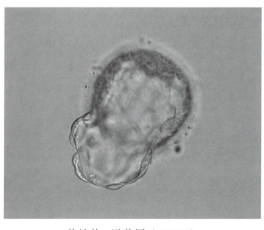

移植前 - 滋养层（×200）

案例 35

女性

年龄	38 岁	BMI	23 kg/m²
不孕年限	15 年	不孕类型	继发性不孕症
不孕诊断	输卵管因素	月经周期	7/28
排卵情况	正常	染色体核型	46，XX
输卵管情况	双侧阻塞	其他特殊病史	无
基础 FSH	7.05 IU/L	基础 PRL	8.96 ng/ml
基础 LH	3 IU/L	基础 P	0.63 ng/ml
基础 E_2	40 pg/ml	AMH	1.52 ng/ml
基础 T	0.32 ng/ml	TSH	2.19 µIU/ml

男性伴侣

年龄	39 岁	染色体核型	46，XY
既往精液检查	正常	其他特殊病史	无

既往 IVF 治疗 | 本次新鲜周期

既往 IVF 治疗		本次新鲜周期	
无		IVF	未移植

试管当天精液化验情况

禁欲天数	4 天	a+b	47%
体积	3.0 ml	c	12%
浓度	20×10⁶/ml	d	41%

刺激周期

方案	拮抗剂方案	受精方式	IVF
窦卵泡数	11 个	获卵数	7 枚
促排卵药物 FSH	uFSH	MⅡ卵数（ICSI）	NA
总剂量	3000 IU	受精率	71.4%
刺激天数	10 天	卵裂率	100%
扳机日 E_2	1567 pg/ml	可利用囊胚形成率	40%
扳机日 LH	1.64 IU/L		
扳机日 P	0.29 ng/ml		
扳机日≥12 mm 卵泡数	8 个		

本次冻融囊胚移植情况

刺激方案	替代周期
内膜厚度	11 mm
是否人工皱缩	是
囊胚发育天数	5 天
是否存活	是
是否辅助孵化	是
囊胚冷冻时间	27 天
解冻后与移植间隔	151 分钟
结局	生化妊娠

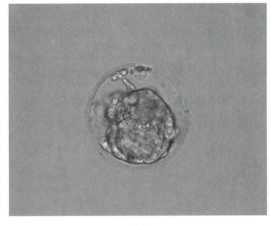

解冻后 -0 分钟（×200）

冷冻前囊胚评价：4BB

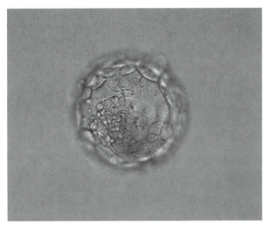

冷冻前 - 内细胞团（×200）

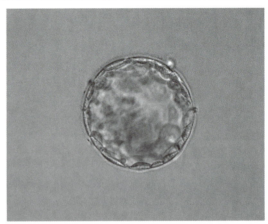

冷冻前 - 滋养层（×200）

移植前囊胚

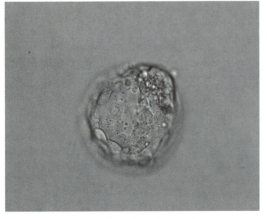

移植前 - 内细胞团（×200）

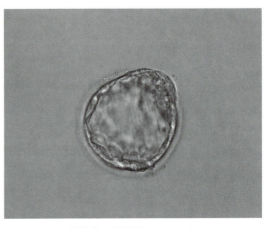

移植前 - 滋养层（×200）

案例 36

女性

年龄	30 岁	BMI	19.3 kg/m²
不孕年限	5 年	不孕类型	原发性不孕症
不孕诊断	输卵管因素	月经周期	5～7/30
排卵情况	正常	染色体核型	46，XX
输卵管情况	双侧阻塞	其他特殊病史	无
基础 FSH	4.78 IU/L	基础 PRL	10.87 ng/ml
基础 LH	4.23 IU/L	基础 P	0.26 ng/ml
基础 E_2	45 pg/ml	AMH	11.76 ng/ml
基础 T	0.22 ng/ml	TSH	1.66 μIU/ml

男性伴侣

年龄	32 岁	染色体核型	46，XY
既往精液检查	正常	其他特殊病史	无

### 既往 IVF 治疗		本次新鲜周期	
无		IVF	未移植

试管当天精液化验情况

禁欲天数	5 天	a+b	46%
体积	2.0 ml	c	5%
浓度	70×10⁶/ml	d	49%

刺激周期

方案	长方案	受精方式	IVF
窦卵泡数	28 个	获卵数	24 枚
促排卵药物 FSH	rFSH+HMG	M Ⅱ 卵数（ICSI）	NA
总剂量	1312.5 IU	受精率	75%
刺激天数	8 天	卵裂率	83.3%
扳机日 E_2	4800 pg/ml	可利用囊胚形成率	76.9%
扳机日 LH	1.79 IU/L		
扳机日 P	0.84 ng/ml		
扳机日 ≥ 12 mm 卵泡数	22 个		

本次冻融囊胚移植情况

刺激方案	替代周期
内膜厚度	8.5 mm
是否人工皱缩	是
囊胚发育天数	5 天
是否存活	是
是否辅助孵化	是
囊胚冷冻时间	32 天
解冻后与移植间隔	117 分钟
结局	临床妊娠

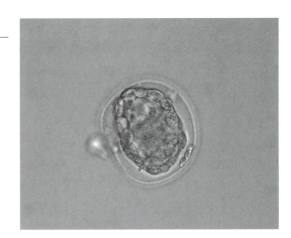

解冻后 -0 分钟（×200）

冷冻前囊胚评价：4AA

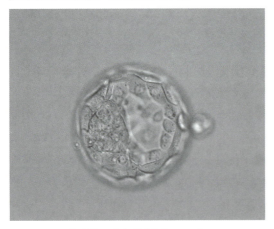

冷冻前 - 内细胞团（×200）

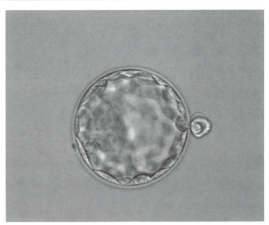

冷冻前 - 滋养层（×200）

移植前囊胚

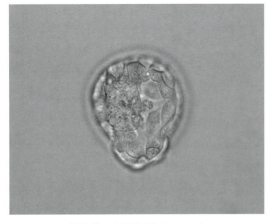

移植前 - 内细胞团（×200）

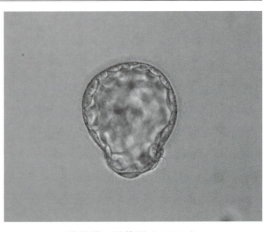

移植前 - 滋养层（×200）

案例 37

女性

年龄	31 岁	BMI	21.4 kg/m^2
不孕年限	2.5 年	不孕类型	继发性不孕症
不孕诊断	输卵管因素	月经周期	4/29～30
排卵情况	正常	染色体核型	46，XX
输卵管情况	欠通畅	其他特殊病史	无
基础 FSH	8.95 IU/L	基础 PRL	7.23 ng/ml
基础 LH	3.79 IU/L	基础 P	0.17 ng/ml
基础 E$_2$	41 pg/ml	AMH	1.43 ng/ml
基础 T	0.24 ng/ml	TSH	1.69 μIU/ml

男性伴侣

年龄	26 岁	染色体核型	46，XY
既往精液检查	正常	其他特殊病史	无

### 既往 IVF 治疗		本次新鲜周期	
无		IVF	未移植

试管当天精液化验情况

禁欲天数	3 天	a+b	25%
体积	4.0 ml	c	15%
浓度	20×10^6/ml	d	60%

刺激周期

方案	长方案	受精方式	IVF
窦卵泡数	10 个	获卵数	10 枚
促排卵药物 FSH	rFSH	MⅡ卵数（ICSI）	NA
总剂量	2325 IU	受精率	60%
刺激天数	8 天	卵裂率	100%
扳机日 E$_2$	2627 pg/ml	可利用囊胚形成率	50%
扳机日 LH	1.47 IU/L		
扳机日 P	0.55 ng/ml		
扳机日≥12 mm 卵泡数	12 个		

本次冻融囊胚移植情况

刺激方案	替代周期
内膜厚度	12 mm
是否人工皱缩	是
囊胚发育天数	5 天
是否存活	是
是否辅助孵化	是
囊胚冷冻时间	21 天
解冻后与移植间隔	33 分钟
结局	临床妊娠

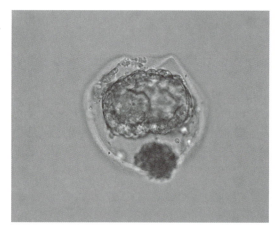

解冻后 -0 分钟（×200）

冷冻前囊胚评价：4AB

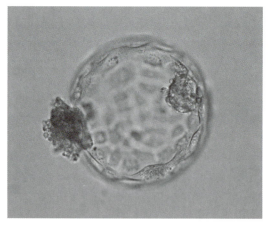

冷冻前 - 内细胞团（×200）

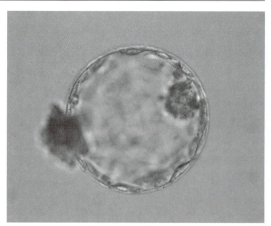

冷冻前 - 滋养层（×200）

移植前囊胚

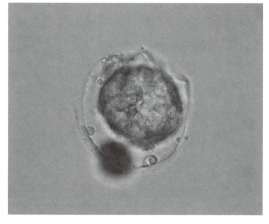

移植前 - 内细胞团（×200）

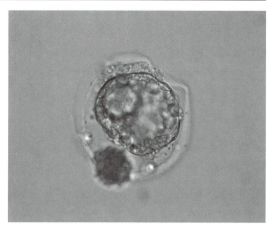

移植前 - 滋养层（×200）

案例 38

女性

年龄	32 岁	BMI	33.8 kg/m²
不孕年限	3 年	不孕类型	继发性不孕症
不孕诊断	输卵管因素	月经周期	7/37
排卵情况	正常	染色体核型	46，XX
输卵管情况	左侧切除、右侧欠通畅	其他特殊病史	左侧输卵管妊娠
基础 FSH	6.06 IU/L	基础 PRL	3.83 ng/ml
基础 LH	2.89 IU/L	基础 P	0.31 ng/ml
基础 E_2	42 pg/ml	AMH	6.48 ng/ml
基础 T	0.57 ng/ml	TSH	3.54 μIU/ml

男性伴侣

年龄	32 岁	染色体核型	46，XY
既往精液检查	正常	其他特殊病史	无

既往 IVF 治疗		本次新鲜周期	
无		IVF	未移植

试管当天精液化验情况

禁欲天数	3 天	a+b	36%
体积	1.5 ml	c	13%
浓度	30×10⁶/ml	d	51%

刺激周期

方案	长方案	受精方式	IVF
窦卵泡数	14 个	获卵数	20 枚
促排卵药物 FSH	rFSH	MⅡ卵数（ICSI）	NA
总剂量	1800 IU	受精率	60%
刺激天数	9 天	卵裂率	83.3%
扳机日 E_2	3492 pg/ml	可利用囊胚形成率	80%
扳机日 LH	1.08 IU/L		
扳机日 P	1.24 ng/ml		
扳机日≥12 mm 卵泡数	19 个		

本次冻融囊胚移植情况

刺激方案	替代周期
内膜厚度	9 mm
是否人工皱缩	是
囊胚发育天数	5 天
是否存活	是
是否辅助孵化	是
囊胚冷冻时间	51 天
解冻后与移植间隔	169 分钟
结局	生化妊娠

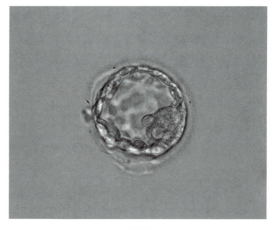

解冻后 -0 分钟（×200）

冷冻前囊胚评价：4AA

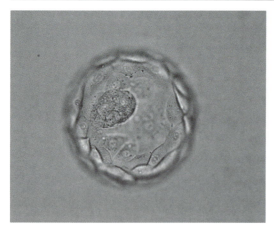

冷冻前 - 内细胞团（×200）

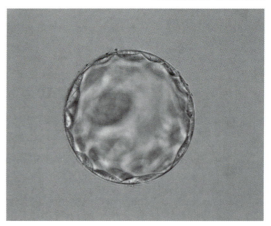

冷冻前 - 滋养层（×200）

移植前囊胚

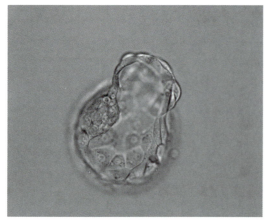

移植前 - 内细胞团（×200）

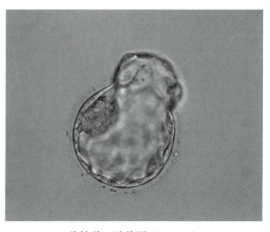

移植前 - 滋养层（×200）

案例 39

女性

年龄	32 岁	BMI	25.4 kg/m²
不孕年限	3 年	不孕类型	原发性不孕症
不孕诊断	输卵管因素	月经周期	5/25~28
排卵情况	正常	染色体核型	46，XX
输卵管情况	双侧阻塞	其他特殊病史	无
基础 FSH	8.66 IU/L	基础 PRL	16.39 ng/ml
基础 LH	1.68 IU/L	基础 P	0.18 ng/ml
基础 E_2	72 pg/ml	AMH	1.56 ng/ml
基础 T	0.38 ng/ml	TSH	1.07 μIU/ml

男性伴侣

年龄	45 岁	染色体核型	46，XY
既往精液检查	正常	其他特殊病史	无

既往 IVF 治疗		本次新鲜周期	
无		IVF	未移植

试管当天精液化验情况

禁欲天数	3 天	a+b	62%
体积	3.5 ml	c	8%
浓度	45×10⁶/ml	d	30%

刺激周期

方案	微刺激方案	受精方式	IVF
窦卵泡数	7 个	获卵数	7 枚
促排卵药物 FSH	CC+HMG	MⅡ卵数（ICSI）	NA
总剂量	200 mg+2400 IU	受精率	57.1%
刺激天数	8 天	卵裂率	100%
扳机日 E_2	1209 pg/ml	可利用囊胚形成率	100%
扳机日 LH	1.6 IU/L		
扳机日 P	0.28 ng/ml		
扳机日≥12 mm 卵泡数	6 个		

本次冻融囊胚移植情况

刺激方案	替代周期
内膜厚度	12 mm
是否人工皱缩	是
囊胚发育天数	5 天
是否存活	是
是否辅助孵化	是
囊胚冷冻时间	76 天
解冻后与移植间隔	34 分钟
结局	未妊娠

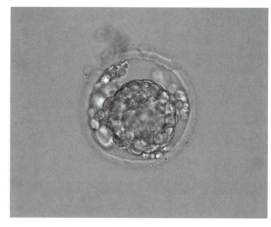

解冻后 -0 分钟（×200）

冷冻前囊胚评价：4BB

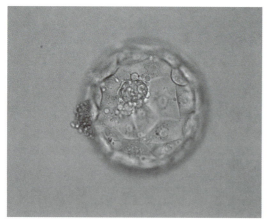

冷冻前 - 内细胞团（×200）

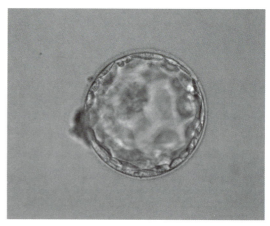

冷冻前 - 滋养层（×200）

移植前囊胚

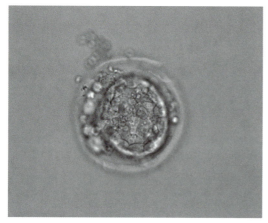

移植前 - 内细胞团（×200）

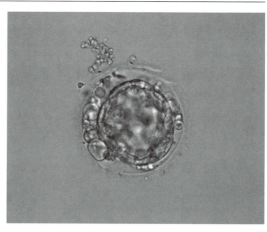

移植前 - 滋养层（×200）

案例 40

女性

年龄	35 岁	BMI	27 kg/m²
不孕年限	4 年	不孕类型	原发性不孕症
不孕诊断	输卵管因素	月经周期	5/30～37
排卵情况	正常	染色体核型	46，XX
输卵管情况	双侧阻塞	其他特殊病史	无
基础 FSH	7.51 IU/L	基础 PRL	14.58 ng/ml
基础 LH	4.66 IU/L	基础 P	0.59 ng/ml
基础 E_2	66 pg/ml	AMH	6.56 ng/ml
基础 T	0.55 ng/ml	TSH	1.4 μIU/ml

男性伴侣

年龄	35 岁	染色体核型	46，XY
既往精液检查	正常	其他特殊病史	无

既往 IVF 治疗   **本次新鲜周期**

无	IVF	未移植

试管当天精液化验情况

禁欲天数	5 天	a+b	49%
体积	3.0 ml	c	5%
浓度	50×10⁶/ml	d	46%

刺激周期

方案	拮抗剂方案	受精方式	IVF
窦卵泡数	22 个	获卵数	13 枚
促排卵药物 FSH	uFSH+HMG	MⅡ卵数（ICSI）	NA
总剂量	3675 IU	受精率	46.2%
刺激天数	12 天	卵裂率	100%
扳机日 E_2	2539 pg/ml	可利用囊胚形成率	66.7%
扳机日 LH	3.71 IU/L		
扳机日 P	0.69 ng/ml		
扳机日≥12 mm 卵泡数	11 个		

本次冻融囊胚移植情况

刺激方案	替代周期
内膜厚度	10 mm
是否人工皱缩	是
囊胚发育天数	5 天
是否存活	是
是否辅助孵化	是
囊胚冷冻时间	23 天
解冻后与移植间隔	152 分钟
结局	临床妊娠

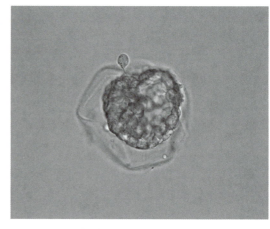

解冻后 -0 分钟（×200）

冷冻前囊胚评价：4BA

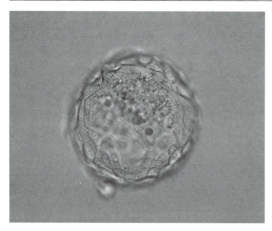

冷冻前 - 内细胞团（×200）

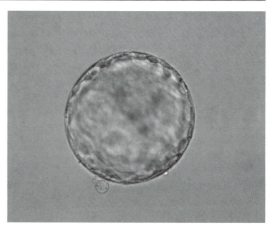

冷冻前 - 滋养层（×200）

移植前囊胚

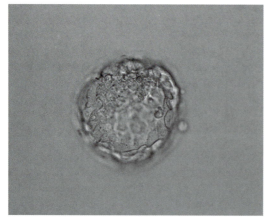

移植前 - 内细胞团（×200）

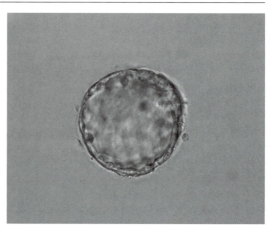

移植前 - 滋养层（×200）

案例 41

女性

年龄	31 岁	BMI	23.4 kg/m^2
不孕年限	9 年	不孕类型	继发性不孕症
不孕诊断	输卵管因素	月经周期	4/30
排卵情况	正常	染色体核型	46，XX
输卵管情况	左侧切除、右侧阻塞	其他特殊病史	左侧输卵管妊娠
基础 FSH	7.44 IU/L	基础 PRL	7.23 ng/ml
基础 LH	5.34 IU/L	基础 P	0.42 ng/ml
基础 E$_2$	84 pg/ml	AMH	3.28 ng/ml
基础 T	0.50 ng/ml	TSH	1.54 μIU/ml

男性伴侣

年龄	31 岁	染色体核型	46，XY
既往精液检查	正常	其他特殊病史	无

既往 IVF 治疗 / 本次新鲜周期

既往 IVF 治疗	本次新鲜周期	
无	IVF	未移植

试管当天精液化验情况

禁欲天数	4 天	a+b	55%
体积	3.5 ml	c	11%
浓度	60×10^6/ml	d	34%

刺激周期

方案	长方案	受精方式	IVF
窦卵泡数	12 个	获卵数	6 枚
促排卵药物 FSH	rFSH	M Ⅱ 卵数（ICSI）	NA
总剂量	2212.5 IU	受精率	100%
刺激天数	11 天	卵裂率	100%
扳机日 E$_2$	4428 pg/ml	可利用囊胚形成率	100%
扳机日 LH	2.93 IU/L		
扳机日 P	1.43 ng/ml		
扳机日≥12 mm 卵泡数	9 个		

本次冻融囊胚移植情况

刺激方案	替代周期
内膜厚度	8 mm
是否人工皱缩	是
囊胚发育天数	5 天
是否存活	是
是否辅助孵化	是
囊胚冷冻时间	28 天
解冻后与移植间隔	200 分钟
结局	临床妊娠

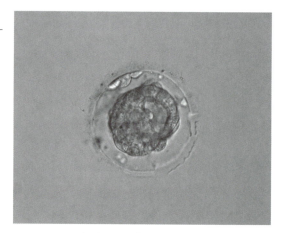

解冻后 -0 分钟（×200）

冷冻前囊胚评价：4AB

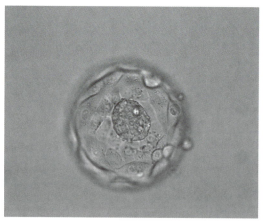

冷冻前 - 内细胞团（×200）

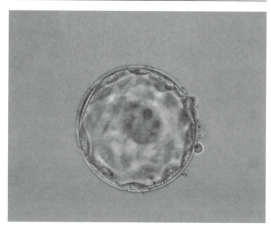

冷冻前 - 滋养层（×200）

移植前囊胚

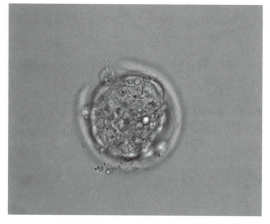

移植前 - 内细胞团（×200）

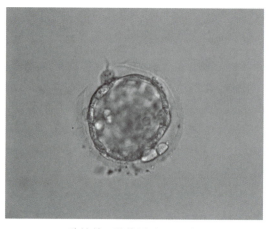

移植前 - 滋养层（×200）

案例 42

女性

年龄	36 岁	BMI	27.3 kg/m²
不孕年限	5 年	不孕类型	继发性不孕症
不孕诊断	输卵管因素	月经周期	5~6/30
排卵情况	正常	染色体核型	46，XX
输卵管情况	左侧通畅、右侧阻塞	其他特殊病史	无
基础 FSH	6.80 IU/L	基础 PRL	27.81 ng/ml
基础 LH	2.77 IU/L	基础 P	0.48 ng/ml
基础 E_2	55 pg/ml	AMH	3.27 ng/ml
基础 T	0.81 ng/ml	TSH	2.25 μIU/ml

男性伴侣

年龄	39 岁	染色体核型	46，XY
既往精液检查	正常	其他特殊病史	无

既往 IVF 治疗		本次新鲜周期	
无		IVF	未移植

试管当天精液化验情况

禁欲天数	2 天	a+b	60%
体积	2.0 ml	c	11%
浓度	80×10⁶/ml	d	29%

刺激周期

方案	拮抗剂方案	受精方式	IVF
窦卵泡数	12 个	获卵数	10 枚
促排卵药物 FSH	rFSH	M Ⅱ 卵数（ICSI）	NA
总剂量	2400 IU	受精率	80%
刺激天数	8 天	卵裂率	100%
扳机日 E_2	2479 pg/ml	可利用囊胚形成率	66.7%
扳机日 LH	1.04 IU/L		
扳机日 P	1.67 ng/ml		
扳机日 ≥ 12 mm 卵泡数	12 个		

本次冻融囊胚移植情况

刺激方案	替代周期
内膜厚度	7 mm
是否人工皱缩	是
囊胚发育天数	5 天
是否存活	是
是否辅助孵化	是
囊胚冷冻时间	82 天
解冻后与移植间隔	129 分钟
结局	未妊娠

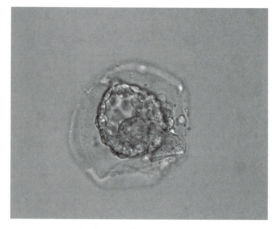

解冻后 -0 分钟（×200）

冷冻前囊胚评价：4AA

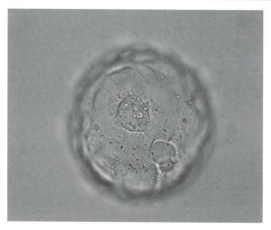

冷冻前 - 内细胞团（×200）

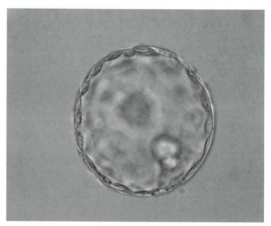

冷冻前 - 滋养层（×200）

移植前囊胚

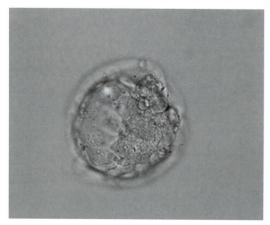

移植前 - 内细胞团（×200）

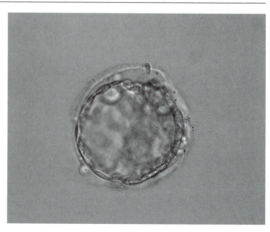

移植前 - 滋养层（×200）

案例 43

女性

年龄	28 岁	BMI	22.6 kg/m²
不孕年限	1 年	不孕类型	继发性不孕症
不孕诊断	输卵管因素	月经周期	6/33
排卵情况	正常	染色体核型	46，XX
输卵管情况	右侧切除、左侧不通畅	其他特殊病史	右侧输卵管妊娠
基础 FSH	10.18 IU/L	基础 PRL	25.83 ng/ml
基础 LH	3.09 IU/L	基础 P	0.33 ng/ml
基础 E_2	41 pg/ml	AMH	4.28 ng/ml
基础 T	0.39 ng/ml		

男性伴侣

年龄	27 岁	染色体核型	46，XY
既往精液检查	正常	其他特殊病史	无

既往 IVF 治疗		本次新鲜周期	
无		IVF	未移植

试管当天精液化验情况

禁欲天数	3 天	a+b	45%
体积	3.0 ml	c	6%
浓度	30×10⁶/ml	d	49%

刺激周期

方案	拮抗剂方案	受精方式	IVF
窦卵泡数	7 个	获卵数	10 枚
促排卵药物 FSH	rFSH	MⅡ卵数（ICSI）	NA
总剂量	1800 IU	受精率	80%
刺激天数	8 天	卵裂率	100%
扳机日 E_2	3644 pg/ml	可利用囊胚形成率	60%
扳机日 LH	0.93 IU/L		
扳机日 P	2.51 ng/ml		
扳机日≥12 mm 卵泡数	12 个		

本次冻融囊胚移植情况

刺激方案	替代周期
内膜厚度	9 mm
是否人工皱缩	是
囊胚发育天数	5 天
是否存活	是
是否辅助孵化	是
囊胚冷冻时间	69 天
解冻后与移植间隔	64 分钟
结局	临床妊娠

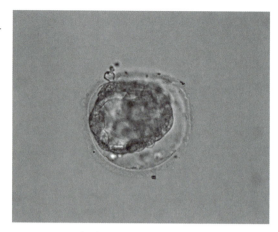

解冻后 -0 分钟（×200）

冷冻前囊胚评价：4AB

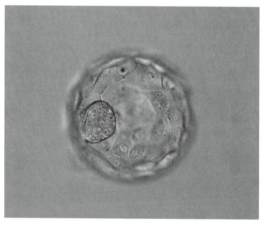

冷冻前 - 内细胞团（×200）

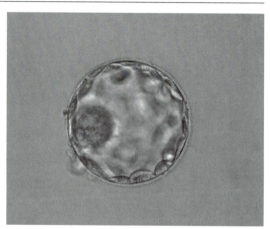

冷冻前 - 滋养层（×200）

移植前囊胚

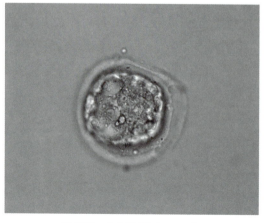

移植前 - 内细胞团（×200）

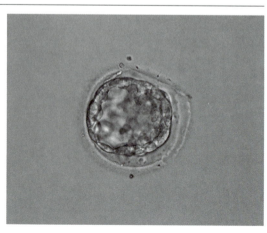

移植前 - 滋养层（×200）

案例 44

女性

年龄	25 岁	BMI	22.4 kg/m^2
不孕年限	2 年	不孕类型	原发性不孕症
不孕诊断	输卵管因素	月经周期	4/30
排卵情况	正常	染色体核型	46，XX
输卵管情况	左侧切除、右侧阻塞	其他特殊病史	左侧卵巢囊肿行左附件切除术
基础 FSH	5.96 IU/L	基础 PRL	21.18 ng/ml
基础 LH	3.51 IU/L	基础 P	0.78 ng/ml
基础 E_2	59 pg/ml	AMH	4.11 ng/ml
基础 T	0.64 ng/ml	TSH	1.53 μIU/ml

男性伴侣

年龄	35 岁	染色体核型	46，XY
既往精液检查	正常	其他特殊病史	无

既往 IVF 治疗		本次新鲜周期	
无		IVF	未移植

试管当天精液化验情况

禁欲天数	8 天	a+b	43%
体积	3.5 ml	c	12%
浓度	47×10^6/ml	d	45%

刺激周期

方案	长方案	受精方式	IVF
窦卵泡数	18 个	获卵数	14 枚
促排卵药物 FSH	rFSH+HMG	M Ⅱ 卵数（ICSI）	NA
总剂量	1050 IU	受精率	42.9%
刺激天数	7 天	卵裂率	100%
扳机日 E_2	4800 pg/ml	可利用囊胚形成率	25%
扳机日 LH	4.70 IU/L		
扳机日 P	1.13 ng/ml		
扳机日 ≥12 mm 卵泡数	17 个		

本次冻融囊胚移植情况

刺激方案	替代周期
内膜厚度	13 mm
是否人工皱缩	是
囊胚发育天数	6 天
是否存活	是
是否辅助孵化	是
囊胚冷冻时间	28 天
解冻后与移植间隔	36 分钟
结局	未妊娠

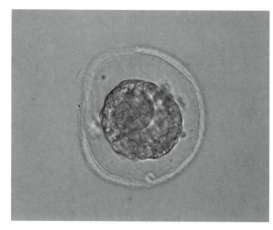

解冻后 -0 分钟（×200）

冷冻前囊胚评价：4AA

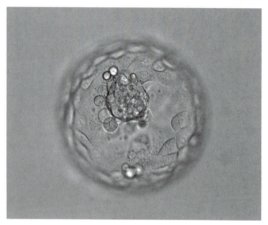

冷冻前 - 内细胞团（×200）

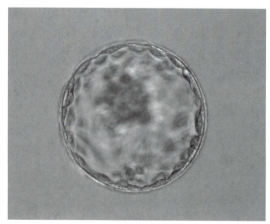

冷冻前 - 滋养层（×200）

移植前囊胚

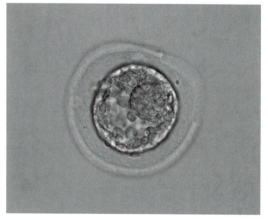

移植前 - 内细胞团（×200）

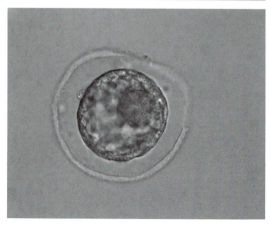

移植前 - 滋养层（×200）

案例 45

女性

年龄	34	BMI	25.4 kg/m²
不孕年限	2 年	不孕类型	继发性不孕症
不孕诊断	输卵管因素	月经周期	3～5/28～32
排卵情况	正常	染色体核型	46，XX
输卵管情况	双侧输卵管积水行栓塞治疗	其他特殊病史	无
基础 FSH	9.78 IU/L	基础 PRL	10.53 ng/ml
基础 LH	3.29 IU/L	基础 P	0.91 ng/ml
基础 E_2	37 pg/ml	AMH	5.73 ng/ml
基础 T	0.52 ng/ml	TSH	2.16 μIU/ml

男性伴侣

年龄	35 岁	染色体核型	46，XY
既往精液检查	正常	其他特殊病史	无

既往 IVF 治疗 | 本次新鲜周期

第一次 IVF	未妊娠	IVF	未移植

试管当天精液化验情况

禁欲天数	3 天	a+b	33%
体积	2.5 ml	c	12%
浓度	56×10⁶/ml	d	55%

刺激周期

方案	长方案	受精方式	IVF
窦卵泡数	24 个	获卵数	21 枚
促排卵药物 FSH	rFSH	MⅡ卵数（ICSI）	NA
总剂量	1875 IU	受精率	71.4%
刺激天数	9 天	卵裂率	100%
扳机日 E_2	4800 pg/ml	可利用囊胚形成率	69.2%
扳机日 LH	2.66 IU/L		
扳机日 P	1.29 ng/ml		
扳机日≥12 mm 卵泡数	19 个		

本次冻融囊胚移植情况

刺激方案	替代周期
内膜厚度	10 mm
是否人工皱缩	是
囊胚发育天数	5 天
是否存活	是
是否辅助孵化	否
囊胚冷冻时间	50 天
解冻后与移植间隔	147 分钟
结局	临床妊娠

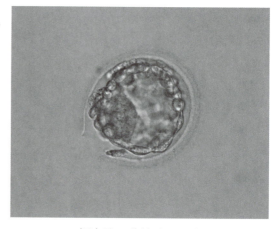

解冻后 -0 分钟（×200）

冷冻前囊胚评价：5AA

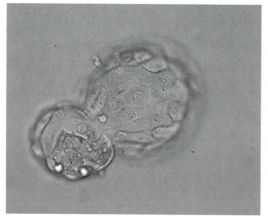

冷冻前 - 内细胞团（×200）

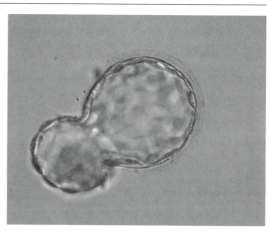

冷冻前 - 滋养层（×200）

移植前囊胚

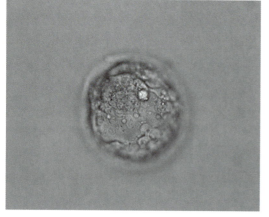

移植前 - 内细胞团（×200）

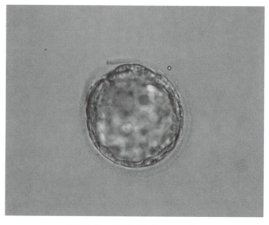

移植前 - 滋养层（×200）

案例 46

女性

年龄	27 岁	BMI	20.2 kg/m^2
不孕年限	0.5 年	不孕类型	继发性不孕症
不孕诊断	输卵管因素	月经周期	4/26～27
排卵情况	正常	染色体核型	46，XX
输卵管情况	右侧切除、左侧结扎	其他特殊病史	右侧输卵管妊娠
基础 FSH	10.38 IU/L	基础 PRL	10.27 ng/ml
基础 LH	5.05 IU/L	基础 P	0.82 ng/ml
基础 E$_2$	48 pg/ml	AMH	1.20 ng/ml
基础 T	0.35 ng/ml	TSH	1.83 μIU/ml

男性伴侣

年龄	28 岁	染色体核型	46，XY
既往精液检查	正常	其他特殊病史	无

既往 IVF 治疗		本次新鲜周期	
无		IVF	未移植

试管当天精液化验情况

禁欲天数	4 天	a+b	72%
体积	4.0 ml	c	12%
浓度	24×10^6/ml	d	16%

刺激周期

方案	拮抗剂方案	受精方式	IVF
窦卵泡数	8 个	获卵数	12 枚
促排卵药物 FSH	rFSH	M Ⅱ 卵数（ICSI）	NA
总剂量	1575 IU	受精率	33.3%
刺激天数	7 天	卵裂率	100%
扳机日 E$_2$	1272 pg/ml	可利用囊胚形成率	33.3%
扳机日 LH	3.31 IU/L		
扳机日 P	1.85 ng/ml		
扳机日≥12 mm 卵泡数	7 个		

本次冻融囊胚移植情况

刺激方案	替代周期
内膜厚度	10 mm
是否人工皱缩	是
囊胚发育天数	5 天
是否存活	是
是否辅助孵化	是
囊胚冷冻时间	52 天
解冻后与移植间隔	198 分钟
结局	临床妊娠

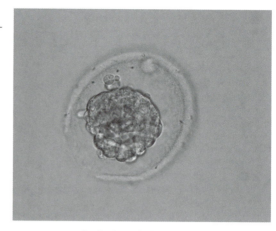

解冻后 -0 分钟（×200）

冷冻前囊胚评价：4BA（左侧透明带显著变薄，趋于 5 期）

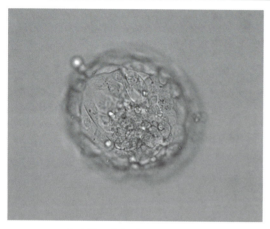

冷冻前 - 内细胞团（×200）

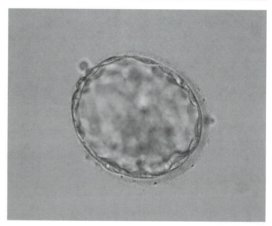

冷冻前 - 滋养层（×200）

移植前囊胚

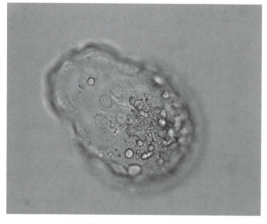

移植前 - 内细胞团（×200）

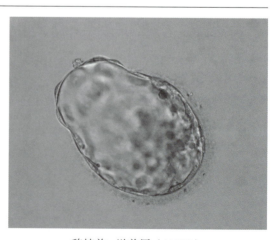

移植前 - 滋养层（×200）

第二节　排卵障碍性不孕与冻融囊胚形态学特征

案例 1

女性

年龄	36 岁	BMI	22.8 kg/m²
不孕年限	4 年	不孕类型	继发性不孕症
不孕诊断	多囊卵巢综合征 输卵管因素	月经周期	6/30～90
排卵情况	无排卵	染色体核型	46，XX
输卵管情况	左侧通、右侧阻塞	其他特殊病史	右侧输卵管妊娠
基础 FSH	6.94 IU/L	基础 LH	5.54 IU/L
基础 E_2	38.19 pg/ml	基础 T	0.2 ng/ml
AMH	6.4 ng/ml	TSH	1.98 μIU/ml

男性伴侣

年龄	36 岁	染色体核型	46，XY
既往精液检查	正常	其他特殊病史	无

既往 IVF 治疗		本次新鲜周期	
无		IVF	未移植

试管当天精液化验情况

禁欲天数	7 天	a+b	60%
体积	2.0 ml	c	10%
浓度	30×10⁶/ml	d	30%

刺激周期

方案	拮抗剂方案	受精方式	IVF
窦卵泡数	11 个	获卵数	15 枚
促排卵药物 FSH	uFSH	MⅡ卵数（ICSI）	NA
总剂量	2100 IU	受精率	86.7%
刺激天数	9 天	卵裂率	76.9%
扳机日 E_2	4503 pg/ml	可利用囊胚形成率	44.4%
扳机日 LH	3.21 IU/L		
扳机日 P	1.01 ng/ml		
扳机日≥12 mm 卵泡数	15 个		

本次冻融囊胚移植情况

刺激方案	替代周期
内膜厚度	8 mm
是否人工皱缩	是
囊胚发育天数	6 天
是否存活	是
是否辅助孵化	否
囊胚冷冻时间	54 天
解冻后与移植间隔	138 分钟
结局	生化妊娠

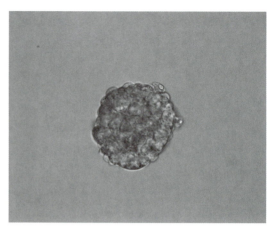

解冻后 -0 分钟（×200）

冷冻前囊胚评价：6BA

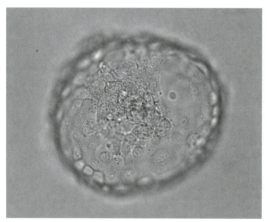

冷冻前 - 内细胞团（×200）

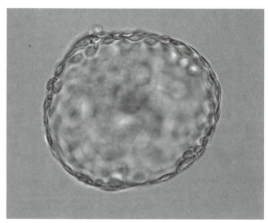

冷冻前 - 滋养层（×200）

移植前囊胚

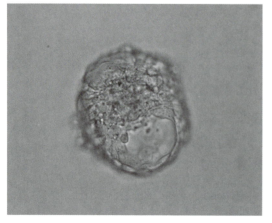

移植前 - 内细胞团（×200）

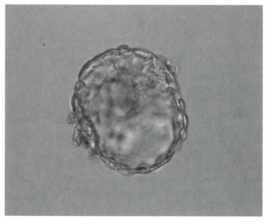

移植前 - 滋养层（×200）

案例 2

女性

年龄	23 岁	BMI	28.2 kg/m²
不孕年限	4 年	不孕类型	原发性不孕症
不孕诊断	多囊卵巢综合征 输卵管因素	月经周期	7~10/30~90
排卵情况	无排卵	染色体核型	46,XX
输卵管情况	欠通畅	其他特殊病史及手术史	腹腔镜下卵巢打孔术
基础 FSH	7.02 IU/L	基础 PRL	10.10 ng/ml
基础 LH	6.48 IU/L	基础 P	0.44 ng/ml
基础 E_2	25 pg/ml	AMH	2.54 ng/ml
基础 T	0.57 ng/ml	TSH	0.36 μIU/ml

男性伴侣

年龄	24 岁	染色体核型	46,XY
既往精液检查	正常	其他特殊病史	无

既往 IVF 治疗		本次新鲜周期	
无		IVF	未移植

试管当天精液化验情况

禁欲天数	4 天	a+b	52%
体积	2.5 ml	c	8%
浓度	35×10⁶/ml	d	40%

刺激周期

方案	拮抗剂方案	受精方式	IVF
窦卵泡数	24 个	获卵数	17 枚
促排卵药物 FSH	rFSH	MⅡ卵数（ICSI）	NA
总剂量	1800 IU	受精率	47.1%
刺激天数	8 天	卵裂率	100%
扳机日 E_2	2401 pg/ml	可利用囊胚形成率	62.5%
扳机日 LH	3.92 IU/L		
扳机日 P	1.05 ng/ml		
扳机日≥12 mm 卵泡数	21 个		

本次冻融囊胚移植情况

刺激方案	替代周期
内膜厚度	10 mm
是否人工皱缩	是
囊胚发育天数	5 天
是否存活	是
是否辅助孵化	是
囊胚冷冻时间	26 天
解冻后与移植间隔	90 分钟
结局	临床妊娠

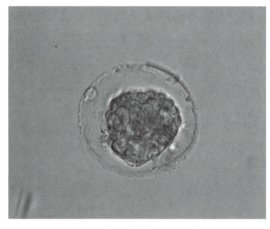

解冻后 -0 分钟（×200）

冷冻前囊胚评价：4AA

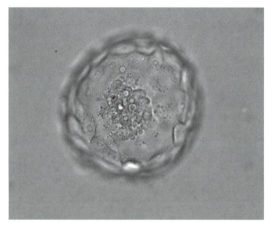

冷冻前 - 内细胞团（×200）

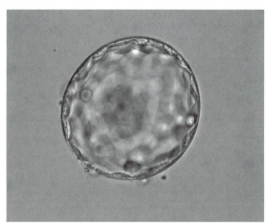

冷冻前 - 滋养层（×200）

移植前囊胚

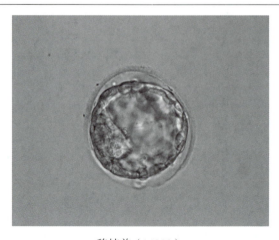

移植前（×200）

案例 3

女性

年龄	33 岁	BMI	23.7 kg/m^2
不孕年限	3 年	不孕类型	原发性不孕症
不孕诊断	多囊卵巢综合征 输卵管因素	月经周期	5～6/30～90
排卵情况	无排卵	染色体核型	46，XX
输卵管情况	左侧通、右侧欠通畅	其他特殊病史	无
基础 FSH	5.53 IU/L	基础 PRL	5.05 ng/ml
基础 LH	5.34 IU/L	基础 P	0.25 ng/ml
基础 E$_2$	35 pg/ml	AMH	6.87 ng/ml
基础 T	0.35 ng/ml	TSH	1.99 μIU/ml

男性伴侣

年龄	36 岁	染色体核型	46，XY
既往精液检查	正常	其他特殊病史	无

既往 IVF 治疗		本次新鲜周期	
无		IVF	未移植

试管当天精液化验情况

禁欲天数	5 天	a+b	42%
体积	2.5 ml	c	10%
浓度	25×10^6/ml	d	48%

刺激周期

方案	拮抗剂方案	受精方式	IVF
窦卵泡数	21 个	获卵数	18 枚
促排卵药物 FSH	rFSH	MⅡ卵数（ICSI）	NA
总剂量	1312.5 IU	受精率	55.6%
刺激天数	8 天	卵裂率	100%
扳机日 E$_2$	4176 pg/ml	可利用囊胚形成率	33.3%
扳机日 LH	5.56 IU/L		
扳机日 P	0.73 ng/ml		
扳机日≥12 mm 卵泡数	17 个		

本次冻融囊胚移植情况

刺激方案	替代周期
内膜厚度	10 mm
是否人工皱缩	是
囊胚发育天数	6 天
是否存活	是
是否辅助孵化	是
囊胚冷冻时间	87 天
解冻后与移植间隔	232 分钟
结局	生化妊娠

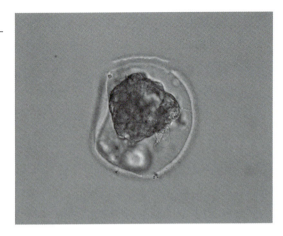

解冻后 -0 分钟（×200）

冷冻前囊胚评价：4BB

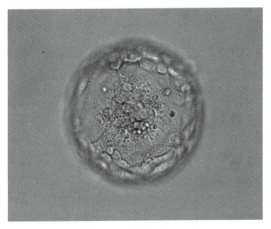

冷冻前 - 内细胞团（×200）

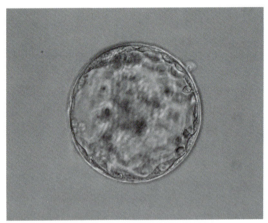

冷冻前 - 滋养层（×200）

移植前囊胚

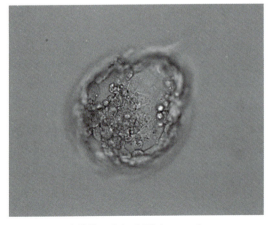

移植前 - 内细胞团（×200）

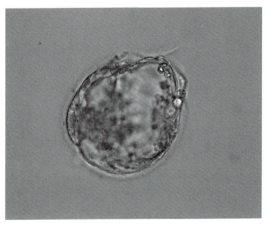

移植前 - 滋养层（×200）

案例 4

女性

年龄	32 岁	BMI	18.9 kg/m²
不孕年限	2 年	不孕类型	继发性不孕症
不孕诊断	多囊卵巢综合征 输卵管因素	月经周期	8/35～80
排卵情况	无排卵	染色体核型	46，XX
输卵管情况	左侧阻塞、右侧欠通畅	其他特殊病史	无
基础 FSH	5.4 IU/L	基础 PRL	14.09 ng/ml
基础 LH	6.99 IU/L	基础 P	0.39 ng/ml
基础 E_2	20.11 pg/ml	AMH	6.06 ng/ml
基础 T	0.16 ng/ml	TSH	1.48 μIU/ml

男性伴侣

年龄	35 岁	染色体核型	46，XY
既往精液检查	正常	其他特殊病史	无

既往 IVF 治疗		**本次新鲜周期**	
无		IVF	未移植

试管当天精液化验情况

禁欲天数	3 天	a+b	30%
体积	2.5 ml	c	10%
浓度	55×10⁶/ml	d	60%

刺激周期

方案	拮抗剂方案	受精方式	IVF
窦卵泡数	15 个	获卵数	14 枚
促排卵药物 FSH	rFSH+HMG	MⅡ卵数（ICSI）	NA
总剂量	1500 IU	受精率	78.6%
刺激天数	8 天	卵裂率	100%
扳机日 E_2	3231 pg/ml	可利用囊胚形成率	71.4%
扳机日 LH	1.37 IU/L		
扳机日 P	1.49 ng/ml		
扳机日≥12 mm 卵泡数	14 个		

本次冻融囊胚移植情况

刺激方案	替代周期
内膜厚度	11 mm
是否人工皱缩	是
囊胚发育天数	5 天
是否存活	是
是否辅助孵化	是
囊胚冷冻时间	27 天
解冻后与移植间隔	164 分钟
结局	未妊娠

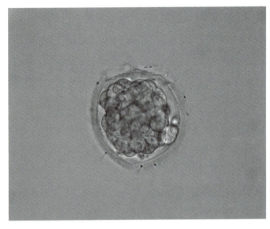

解冻后 -0 分钟（×200）

冷冻前囊胚评价：4AB

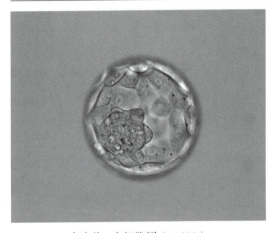

冷冻前 - 内细胞团（×200）

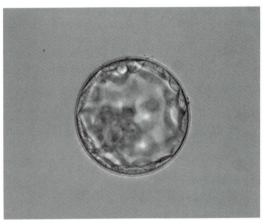

冷冻前 - 滋养层（×200）

移植前囊胚

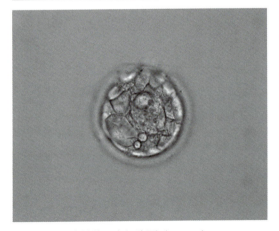

移植前 - 内细胞团（×200）

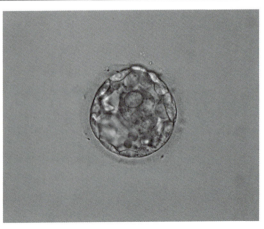

移植前 - 滋养层（×200）

案例 5

女性

年龄	32 岁	BMI	26 kg/m²
不孕年限	2 年	不孕类型	原发性不孕症
不孕诊断	多囊卵巢综合征	月经周期	6/29
排卵情况	无排卵	染色体核型	46，XX
输卵管情况	通畅	其他特殊病史	无
基础 FSH	6.62 IU/L	基础 PRL	23.97 ng/ml
基础 LH	7.74 IU/L	基础 P	0.57 ng/ml
基础 E_2	22.24 pg/ml	AMH	10.29 ng/ml
基础 T	0.41 ng/ml	TSH	1.18 μIU/ml

男性伴侣

年龄	29 岁	染色体核型	46，XY
既往精液检查	正常	其他特殊病史	无

既往 IVF 治疗		本次新鲜周期	
无		IVF	未移植

试管当天精液化验情况

禁欲天数	5 天	a+b	57%
体积	5.0 ml	c	10%
浓度	20×10⁶/ml	d	33%

刺激周期

方案	长方案	受精方式	IVF
窦卵泡数	36 个	获卵数	16 枚
促排卵药物 FSH	rFSH+HMG	MⅡ卵数（ICSI）	NA
总剂量	1275 IU	受精率	31.3%
刺激天数	9 天	卵裂率	100%
扳机日 E_2	5279 pg/ml	可利用囊胚形成率	33.3%
扳机日 LH	2.25 IU/L		
扳机日 P	0.62 ng/ml		
扳机日≥12 mm 卵泡数	35 个		

本次冻融囊胚移植情况

刺激方案	替代周期
内膜厚度	10 mm
是否人工皱缩	是
囊胚发育天数	5 天
是否存活	是
是否辅助孵化	是
囊胚冷冻时间	51 天
解冻后与移植间隔	63 分钟
结局	临床妊娠

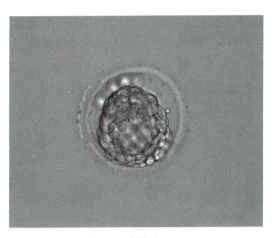

解冻后 -0 分钟（×200）

冷冻前囊胚评价：4BA

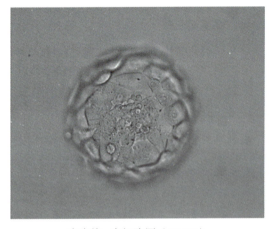

冷冻前 - 内细胞团（×200）

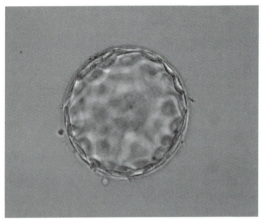

冷冻前 - 滋养层（×200）

移植前囊胚

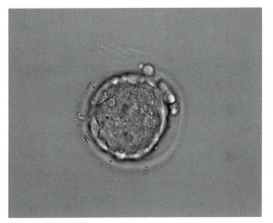

移植前 - 内细胞团（×200）

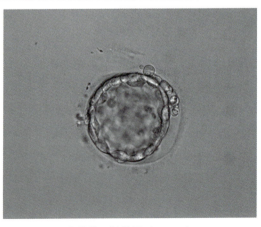

移植前 - 滋养层（×200）

案例 6

女性

年龄	28 岁	BMI	23.3 kg/m²
不孕年限	1 年	不孕类型	原发性不孕症
不孕诊断	多囊卵巢综合征 输卵管因素	月经周期	7/30～120
排卵情况	无排卵	染色体核型	46，XX
输卵管情况	欠通畅	其他特殊病史	无
基础 FSH	5.06 IU/L	基础 PRL	10.52 ng/ml
基础 LH	7.55 IU/L	基础 P	0.56 ng/ml
基础 E_2	33 pg/ml	AMH	11.31 ng/ml
基础 T	0.59 ng/ml	TSH	1.42 μIU/ml

男性伴侣

年龄	33 岁	染色体核型	46，XY
既往精液检查	正常	其他特殊病史	无

既往 IVF 治疗 | 本次新鲜周期

无		IVF	未移植

试管当天精液化验情况

禁欲天数	7 天	a+b	32%
体积	5.0 ml	c	14%
浓度	20×10⁶/ml	d	54%

刺激周期

方案	拮抗剂方案	受精方式	IVF
窦卵泡数	24 个	获卵数	11 枚
促排卵药物 FSH	rFSH	MⅡ卵数（ICSI）	NA
总剂量	1350 IU	受精率	63.6%
刺激天数	9 天	卵裂率	100%
扳机日 E_2	4183 pg/ml	可利用囊胚形成率	57.1%
扳机日 LH	5.78 IU/L		
扳机日 P	1.78 ng/ml		
扳机日≥12 mm 卵泡数	19 个		

本次冻融囊胚移植情况

刺激方案	替代周期
内膜厚度	10 mm
是否人工皱缩	是
囊胚发育天数	5 天
是否存活	是
是否辅助孵化	是
囊胚冷冻时间	67 天
解冻后与移植间隔	173 分钟
结局	临床妊娠

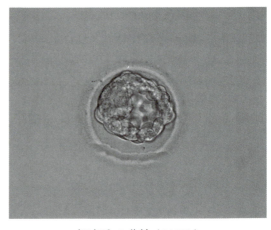

解冻后 -0 分钟（×200）

冷冻前囊胚评价：4AA

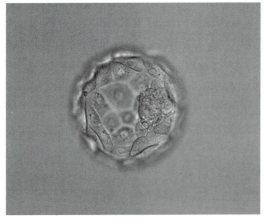

冷冻前 - 内细胞团（×200）

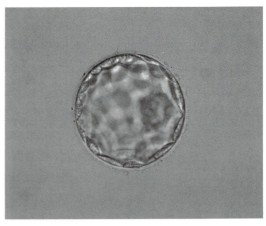

冷冻前 - 滋养层（×200）

移植前囊胚

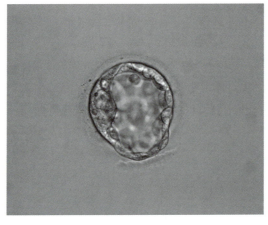

移植前（×200）

案例 7

女性

年龄	27 岁	BMI	21.2 kg/m^2
不孕年限	2.5 年	不孕类型	原发性不孕症
不孕诊断	多囊卵巢综合征 输卵管因素	月经周期	7/30～90
排卵情况	无排卵	染色体核型	46，XX
输卵管情况	双侧僵硬、欠通畅	其他特殊病史	无
基础 FSH	7.18 IU/L	基础 PRL	25.96 ng/ml
基础 LH	4.91 IU/L	基础 P	1.14 ng/ml
基础 E$_2$	36 pg/ml	AMH	6.28 ng/ml
基础 T	0.61 ng/ml	TSH	2.79 μIU/ml

男性伴侣

年龄	29 岁	染色体核型	46，XY
既往精液检查	正常	其他特殊病史	无

既往 IVF 治疗 本次新鲜周期

无		IVF	未移植

试管当天精液化验情况

禁欲天数	8 天	a+b	52%
体积	3.0 ml	c	13%
浓度	48×10^6/ml	d	35%

刺激周期

方案	拮抗剂方案	受精方式	IVF
窦卵泡数	21 个	获卵数	14 枚
促排卵药物 FSH	rFSH	MⅡ卵数（ICSI）	NA
总剂量	1350 IU	受精率	35.7%
刺激天数	9 天	卵裂率	100%
扳机日 E$_2$	8527 pg/ml	可利用囊胚形成率	40%
扳机日 LH	4.01 IU/L		
扳机日 P	1.33 ng/ml		
扳机日≥12 mm 卵泡数	13 个		

本次冻融囊胚移植情况

刺激方案	替代周期
内膜厚度	12 mm
是否人工皱缩	是
囊胚发育天数	5 天
是否存活	是
是否辅助孵化	是
囊胚冷冻时间	23 天
解冻后与移植间隔	51 分钟
结局	未妊娠

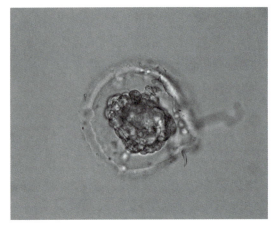

解冻后 -0 分钟（×200）

冷冻前囊胚评价：4BB

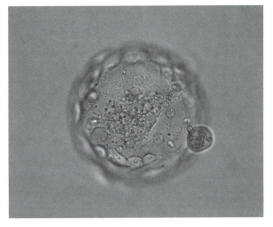

冷冻前 - 内细胞团（×200）

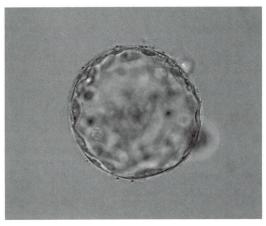

冷冻前 - 滋养层（×200）

移植前囊胚

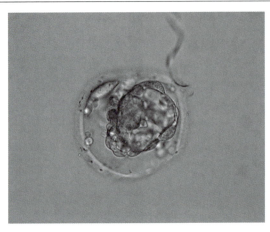

移植前（×200）

案例 8

女性

年龄	32 岁	BMI	24.6 kg/m^2
不孕年限	7 年	不孕类型	原发性不孕症
不孕诊断	多囊卵巢综合征 输卵管因素	月经周期	6/30～180
排卵情况	无排卵	染色体核型	46，XX
输卵管情况	左侧通畅、右侧阻塞	其他特殊病史	子宫内膜息肉切除术
基础 FSH	3.27 IU/L	基础 PRL	19.53 ng/ml
基础 LH	1.49 IU/L	基础 P	1.32 ng/ml
基础 E$_2$	50 pg/ml	AMH	8.13 ng/ml
基础 T	0.20 ng/ml	TSH	1.5 μIU/ml

男性伴侣

年龄	32 岁	染色体核型	46，XY
既往精液检查	正常	其他特殊病史	无

既往 IVF 治疗		本次新鲜周期	
无		IVF	未移植

试管当天精液化验情况

禁欲天数	10 天	a+b	35%
体积	4.0 ml	c	15%
浓度	60×10^6/ml	d	50%

刺激周期

方案	拮抗剂方案	受精方式	IVF
窦卵泡数	30 个	获卵数	12 枚
促排卵药物 FSH	rFSH	MⅡ卵数（ICSI）	NA
总剂量	1200 IU	受精率	41.7%
刺激天数	8 天	卵裂率	100%
扳机日 E$_2$	3744 pg/ml	可利用囊胚形成率	100%
扳机日 LH	1.6 IU/L		
扳机日 P	0.66 ng/ml		
扳机日≥12 mm 卵泡数	14 个		

本次冻融囊胚移植情况

刺激方案	替代周期
内膜厚度	7 mm
是否人工皱缩	是
囊胚发育天数	5 天
是否存活	是
是否辅助孵化	是
囊胚冷冻时间	73 天
解冻后与移植间隔	203 分钟
结局	未妊娠

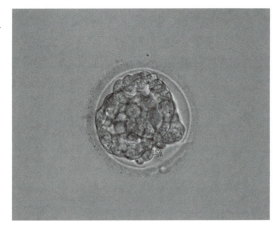

解冻后 -0 分钟（×200）

冷冻前囊胚评价：4AA

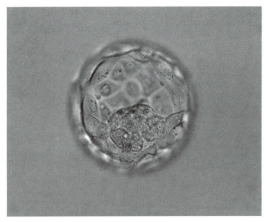

冷冻前 - 内细胞团（×200）

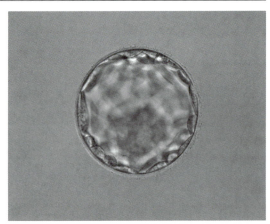

冷冻前 - 滋养层（×200）

移植前囊胚

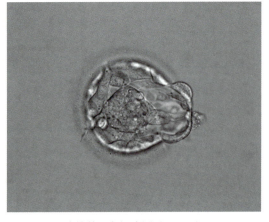

移植前 - 内细胞团（×200）

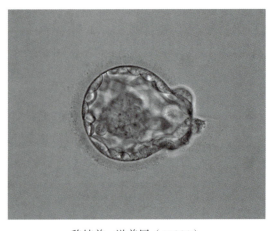

移植前 - 滋养层（×200）

案例 9

女性

年龄	32 岁	BMI	28.3 kg/m^2
不孕年限	6 年	不孕类型	原发性不孕症
不孕诊断	多囊卵巢综合征 输卵管因素	月经周期	7/30～180
排卵情况	无排卵	染色体核型	46，XX
输卵管情况	欠通畅	其他特殊病史	子宫内膜非典型增生
基础 FSH	7.77 IU/L	基础 PRL	6.58 ng/ml
基础 LH	2.95 IU/L	基础 P	0.1 ng/ml
基础 E_2	25 pg/ml	AMH	1.33 ng/ml
基础 T	0.1 ng/ml	TSH	2.30 μIU/ml

男性伴侣

年龄	37 岁	染色体核型	46，XY
既往精液检查	正常	其他特殊病史	无

既往 IVF 治疗		**本次新鲜周期**	
无		IVF	未移植

试管当天精液化验情况

禁欲天数	4 天	a+b	33%
体积	2.0 ml	c	5%
浓度	40×10^6/ml	d	62%

刺激周期

方案	拮抗剂方案	受精方式	IVF
窦卵泡数	9 个	获卵数	3 枚
促排卵药物 FSH	uFSH+HMG	MⅡ卵数（ICSI）	NA
总剂量	3300 IU	受精率	66.7%
刺激天数	11 天	卵裂率	100%
扳机日 E_2	691 pg/ml	可利用囊胚形成率	100%
扳机日 LH	0.97 IU/L		
扳机日 P	0.14 ng/ml		
扳机日≥12 mm 卵泡数	5 个		

本次冻融囊胚移植情况

刺激方案	替代周期
内膜厚度	11 mm
是否人工皱缩	是
囊胚发育天数	6 天
是否存活	是
是否辅助孵化	是
囊胚冷冻时间	64 天
解冻后与移植间隔	144 分钟
结局	未妊娠

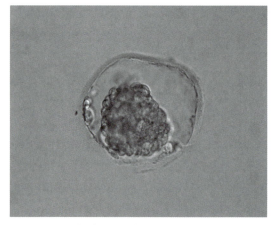

解冻后 -0 分钟（×200）

冷冻前囊胚评价：4AB

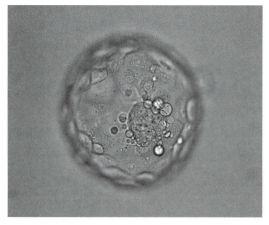

冷冻前 - 内细胞团（×200）

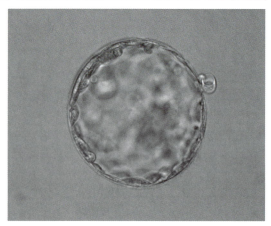

冷冻前 - 滋养层（×200）

移植前囊胚

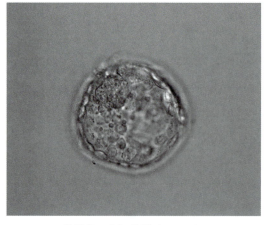

移植前 - 内细胞团（×200）

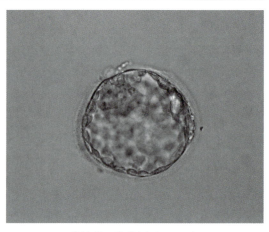

移植前 - 滋养层（×200）

案例 10

女性

年龄	30 岁	BMI	18 kg/m^2
不孕年限	5 年	不孕类型	原发性不孕症
不孕诊断	多囊卵巢综合征 输卵管因素	月经周期	4～5/120～270
排卵情况	无排卵	染色体核型	46，XX
输卵管情况	欠通畅	其他特殊病史	无
基础 FSH	7.54 IU/L	基础 PRL	15.61 ng/ml
基础 LH	6.34 IU/L	基础 P	0.21 ng/ml
基础 E$_2$	50.12 pg/ml	AMH	16.49 ng/ml
基础 T	0.59 ng/ml	TSH	1.54 μIU/ml

男性伴侣

年龄	29 岁	染色体核型	46，XY
既往精液检查	正常	其他特殊病史	无

既往 IVF 治疗 | 本次新鲜周期

无		IVF	未移植

试管当天精液化验情况

禁欲天数	4 天	a+b	51%
体积	5.0 ml	c	10%
浓度	27×10^6/ml	d	39%

刺激周期

方案	拮抗剂方案	受精方式	IVF
窦卵泡数	25 个	获卵数	30 枚
促排卵药物 FSH	uFSH	MⅡ卵数（ICSI）	NA
总剂量	1500 IU	受精率	86.7%
刺激天数	10 天	卵裂率	96.2%
扳机日 E$_2$	16425 pg/ml	可利用囊胚形成率	52.2%
扳机日 LH	5.40 IU/L		
扳机日 P	2.04 ng/ml		
扳机日≥12 mm 卵泡数	27 个		

本次冻融囊胚移植情况

刺激方案	替代周期
内膜厚度	12 mm
是否人工皱缩	否
囊胚发育天数	5 天
是否存活	是
是否辅助孵化	否
囊胚冷冻时间	64 天
解冻后与移植间隔	20 分钟
结局	临床妊娠

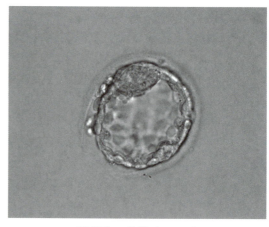

解冻后 -0 分钟（×200）

冷冻前囊胚评价：5AA（冷冻前自然皱缩）

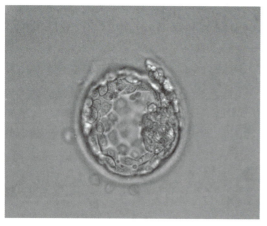

冷冻前 - 内细胞团（×200）

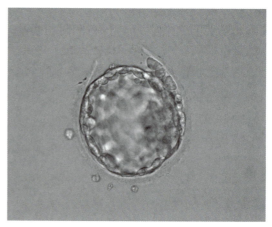

冷冻前 - 滋养层（×200）

移植前囊胚

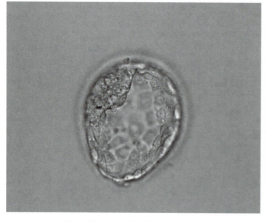

移植前 - 内细胞团（×200）

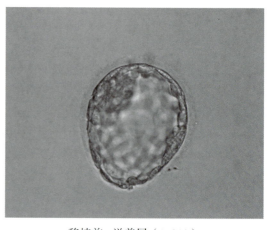

移植前 - 滋养层（×200）

第三节 子宫内膜异位症不孕与冻融囊胚形态学特征

案例 1

女性

年龄	28 岁	BMI	27.1 kg/m^2
不孕年限	2.5 年	不孕类型	原发性不孕症
不孕诊断	子宫内膜异位症	月经周期	7/28～30
排卵情况	正常	染色体核型	46，XX
输卵管情况	双侧阻塞	其他特殊病史	腹腔镜下双侧卵巢子宫内膜异位囊肿剥除术
基础 FSH	6.39 IU/L	基础 PRL	14.03 ng/ml
基础 LH	2.70 IU/L	基础 P	0.40 ng/ml
基础 E$_2$	24 pg/ml	AMH	4.85 ng/ml
基础 T	0.18 ng/ml	TSH	4.04 μIU/ml

男性伴侣

年龄	29 岁	染色体核型	46，XY
既往精液检查	正常	其他特殊病史	无

既往 IVF 治疗 / 本次新鲜周期

既往 IVF 治疗		本次新鲜周期	
无		IVF	未妊娠

试管当天精液化验情况

禁欲天数	2 天	a+b	60%
体积	2.0 ml	c	5%
浓度	55×10^6/ml	d	35%

刺激周期

方案	拮抗剂方案	受精方式	IVF
窦卵泡数	7 个	获卵数	8 枚
促排卵药物 FSH	rFSH	M Ⅱ 卵数（ICSI）	NA
总剂量	2175 IU	受精率	87.5%
刺激天数	10 天	卵裂率	100%
扳机日 E$_2$	2335 pg/ml	可利用囊胚形成率	60.0%
扳机日 LH	3.3 IU/L		
扳机日 P	1.14 ng/ml		
扳机日≥12 mm 卵泡数	9 个		

本次冻融囊胚移植情况

刺激方案	替代周期
内膜厚度	12 mm
是否人工皱缩	是
囊胚发育天数	5 天
是否存活	是
是否辅助孵化	是
囊胚冷冻时间	28 天
解冻后与移植间隔	256 分钟
结局	临床妊娠

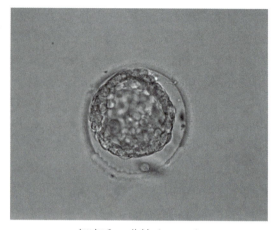

解冻后 -0 分钟（×200）

冷冻前囊胚评价：4AA

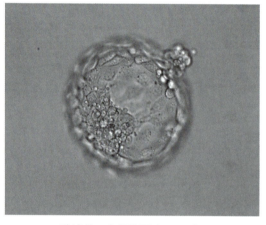

冷冻前 - 内细胞团（×200）

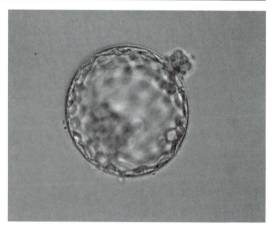

冷冻前 - 滋养层（×200）

移植前囊胚

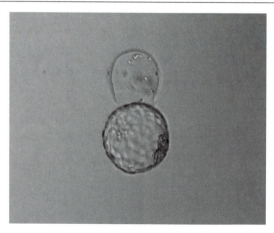

移植前（×100）

案例 2

女性

年龄	35 岁	BMI	23 kg/m²
不孕年限	10 年	不孕类型	原发性不孕症
不孕诊断	子宫内膜异位症	月经周期	7/24～26
排卵情况	正常	染色体核型	46，XX
输卵管情况	不通畅	其他特殊病史	卵巢子宫内膜异位囊肿剥除术
基础 FSH	8.02 IU/L	基础 PRL	9.08 ng/ml
基础 LH	4.32 IU/L	基础 P	0.41 ng/ml
基础 E_2	57 pg/ml	AMH	0.81 ng/ml
基础 T	0.39 ng/ml	TSH	1.93 μIU/ml

男性伴侣

年龄	34 岁	染色体核型	46，XY
既往精液检查	正常	其他特殊病史	无

既往 IVF 治疗		本次新鲜周期	
无		IVF	未移植

试管当天精液化验情况

禁欲天数	3 天	a+b	32%
体积	6.0 ml	c	20%
浓度	90×10⁶/ml	d	48%

刺激周期

方案	拮抗剂方案	受精方式	IVF
窦卵泡数	7 个	获卵数	9 枚
促排卵药物 FSH	rFSH	MⅡ卵数（ICSI）	NA
总剂量	1950 IU	受精率	77.8%
刺激天数	7 天	卵裂率	85.7%
扳机日 E_2	2630 pg/ml	可利用囊胚形成率	75%
扳机日 LH	1.17 IU/L		
扳机日 P	1.61 ng/ml		
扳机日≥12 mm 卵泡数	8 个		

本次冻融囊胚移植情况

刺激方案	替代周期
内膜厚度	12 mm
是否人工皱缩	是
囊胚发育天数	5 天
是否存活	是
是否辅助孵化	是
囊胚冷冻时间	55 天
解冻后与移植间隔	121 分钟
结局	临床妊娠

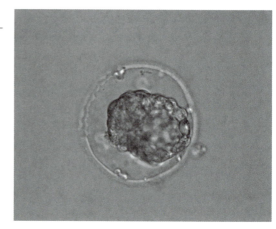

解冻后 -0 分钟（×200）

冷冻前囊胚评价：4AA

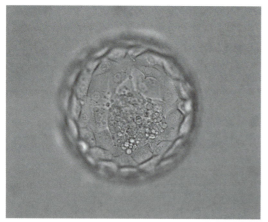

冷冻前 - 内细胞团（×200）

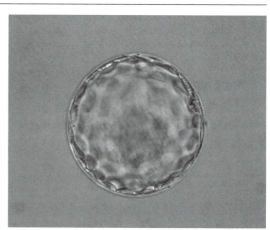

冷冻前 - 滋养层（×200）

移植前囊胚

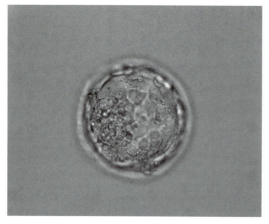

移植前 - 内细胞团（×200）

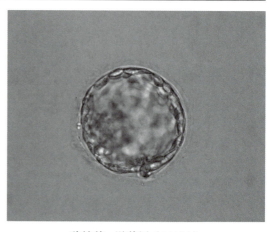

移植前 - 滋养层（×200）

案例 3

女性

年龄	28 岁	BMI	23.5 kg/m^2
不孕年限	1 年	不孕类型	继发性不孕症
不孕诊断	子宫内膜异位症 排卵障碍	月经周期	7/30
排卵情况	排卵稀发	染色体核型	46，XX
输卵管情况	不通畅	其他特殊病史	无
基础 FSH	5.36 IU/L	基础 PRL	16.70 ng/ml
基础 LH	4.52 IU/L	基础 P	0.20 ng/ml
基础 E$_2$	44 g/ml	AMH	2.35 ng/ml
基础 T	0.45 ng/ml	TSH	1.11 μIU/ml

男性伴侣

年龄	29 岁	染色体核型	46，XY
既往精液检查	正常	其他特殊病史	无

既往 IVF 治疗		本次新鲜周期	
无		IVF	未移植

试管当天精液化验情况

禁欲天数	5 天	a+b	47%
体积	5.0 ml	c	12%
浓度	30×10^6/ml	d	41%

刺激周期

方案	长方案	受精方式	IVF
窦卵泡数	16 个	获卵数	18 枚
促排卵药物 FSH	rFSH+HMG	MⅡ卵数（ICSI）	NA
总剂量	2400 IU	受精率	72.2%
刺激天数	12 天	卵裂率	92.3%
扳机日 E$_2$	8456 pg/ml	可利用囊胚形成率	100%
扳机日 LH	0.91 IU/L		
扳机日 P	0.75 ng/ml		
扳机日≥12 mm 卵泡数	21 个		

本次冻融囊胚移植情况

刺激方案	替代周期
内膜厚度	10 mm
是否人工皱缩	是
囊胚发育天数	5 天
是否存活	是
是否辅助孵化	否
囊胚冷冻时间	56 天
解冻后与移植间隔	128 分钟
结局	临床妊娠

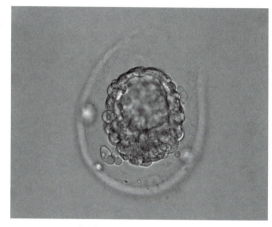

解冻后 -0 分钟（×200）

冷冻前囊胚评价：5AA

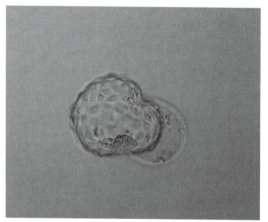

冷冻前 - 内细胞团（×100）

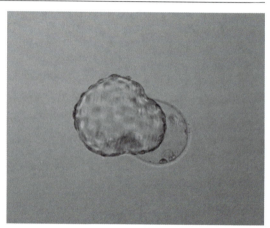

冷冻前 - 滋养层（×100）

移植前囊胚

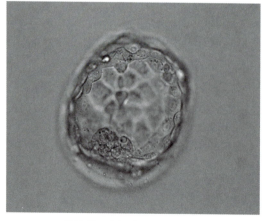

移植前 - 内细胞团（×200）

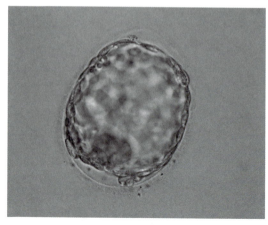

移植前 - 滋养层（×200）

第四节 卵巢储备功能下降与冻融囊胚形态学特征

案例 1

女性

年龄	30 岁	BMI	20.1 kg/m^2
不孕年限	3 年	不孕类型	原发性不孕症
不孕诊断	卵巢储备功能下降	月经周期	7/24～28
排卵情况	正常	染色体核型	46，XX
输卵管情况	通畅	其他特殊病史	无
基础 FSH	7.10 IU/L	基础 PRL	17.72 ng/ml
基础 LH	5.66 IU/L	基础 P	0.61 ng/ml
基础 E$_2$	27 pg/ml	AMH	0.32 ng/ml
基础 T	0.15 ng/ml	TSH	1.19 μIU/ml

男性伴侣

年龄	33 岁	染色体核型	46，XY
既往精液检查	正常	其他特殊病史	无

既往 IVF 治疗		本次新鲜周期	
无		IVF	未移植

试管当天精液化验情况

禁欲天数	5 天	a+b	35%
体积	4.0 ml	c	20%
浓度	70×10^6/ml	d	45%

刺激周期

方案	自然周期	受精方式	IVF
窦卵泡数	4 个	获卵数	1 枚
促排卵药物 FSH	无	M Ⅱ卵数（ICSI）	NA
扳机日 E$_2$	273 pg/ml	受精率	100%
扳机日 LH	6.79 IU/L	卵裂率	100%
扳机日 P	0.55 ng/ml	可利用囊胚形成率	100%
扳机日≥12 mm 卵泡数	1 个		

本次冻融囊胚移植情况

刺激方案	替代周期
内膜厚度	10 mm
是否人工皱缩	是
囊胚发育天数	6 天
是否存活	是
是否辅助孵化	是
囊胚冷冻时间	84 天
解冻后与移植间隔	156 分钟
结局	未妊娠

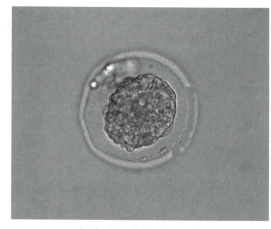

解冻后 -0 分钟（×200）

冷冻前囊胚评价：4BA

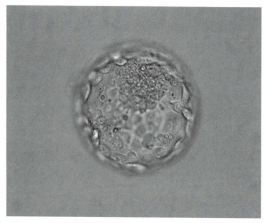

冷冻前 - 内细胞团（×200）

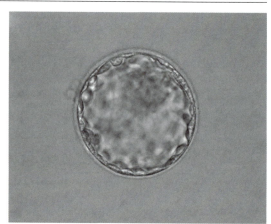

冷冻前 - 滋养层（×200）

移植前囊胚

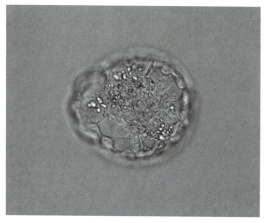

移植前 - 内细胞团（×200）

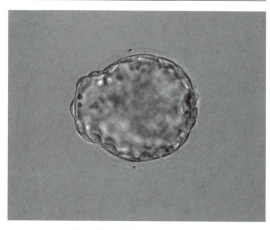

移植前 - 滋养层（×200）

案例 2

女性

年龄	36 岁	BMI	21.5 kg/m²
不孕年限	2 年	不孕类型	继发性不孕症
不孕诊断	卵巢储备功能下降	月经周期	7/30
排卵情况	正常	染色体核型	46，XX
输卵管情况	通畅	其他特殊病史	无
基础 FSH	11.98 IU/L	基础 PRL	13.37 ng/ml
基础 LH	6.39 IU/L	基础 P	1.18 ng/ml
基础 E_2	74 pg/ml	AMH	0.6 ng/ml
基础 T	0.33 ng/ml	TSH	1.72 μIU/ml

男性伴侣

年龄	37 岁	染色体核型	46，XY
既往精液检查	正常	其他特殊病史	无

既往 IVF 治疗		本次新鲜周期	
无		ICSI	未移植

试管当天精液化验情况

禁欲天数	4 天	a+b	20%
体积	2.0 ml	c	15%
浓度	$15×10^6$/ml	d	65%

刺激周期

方案	拮抗剂方案	受精方式	ICSI
窦卵泡数	5 个	获卵数	2 枚
促排卵药物 FSH	HMG	M Ⅱ 卵数（ICSI）	2 枚
总剂量	1800 IU	受精率	100%
刺激天数	8 天	卵裂率	100%
扳机日 E_2	1599 pg/ml	可利用囊胚形成率	100%
扳机日 LH	7.25 IU/L		
扳机日 P	0.83 ng/ml		
扳机日≥12 mm 卵泡数	3 个		

本次冻融囊胚移植情况

刺激方案	替代周期
内膜厚度	10 mm
是否人工皱缩	是
囊胚发育天数	5 天
是否存活	是
是否辅助孵化	是
囊胚冷冻时间	75 天
解冻后与移植间隔	155 分钟
结局	未妊娠

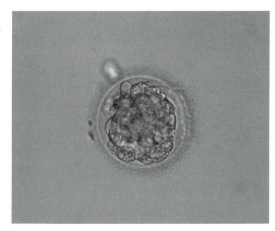

解冻后 -0 分钟（×200）

冷冻前囊胚评价：4AB

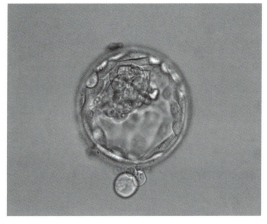

冷冻前 - 内细胞团（×200）

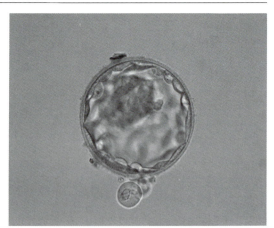

冷冻前 - 滋养层（×200）

移植前囊胚

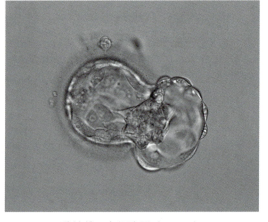

移植前 - 内细胞团（×200）

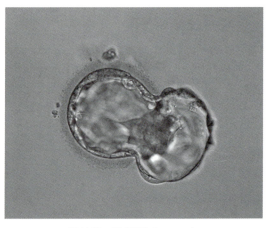

移植前 - 滋养层（×200）

案例 3

女性

年龄	41 岁	BMI	23.1 kg/m^2
不孕年限	3 年	不孕类型	原发性不孕症
不孕诊断	卵巢储备功能下降	月经周期	4/28
排卵情况	排卵稀发	染色体核型	46，XX
输卵管情况	通畅	其他特殊病史	无
基础 FSH	15.65 IU/L	基础 PRL	10.32 ng/ml
基础 LH	3.87 IU/L	基础 P	1.78 ng/ml
基础 E$_2$	77 pg/ml	AMH	0.91 ng/ml
基础 T	0.03 ng/ml	TSH	1.99 μIU/ml

男性伴侣

年龄	54 岁	染色体核型	46，XY
既往精液检查	正常	其他特殊病史	无

既往 IVF 治疗 / 本次新鲜周期

第一次 IVF	胚胎停育	IVF	未移植
第二次 IVF	未妊娠		

试管当天精液化验情况

禁欲天数	4 天	a+b	71%
体积	2.0 ml	c	13%
浓度	28×10^6/ml	d	16%

刺激周期

方案	拮抗剂方案	受精方式	IVF
窦卵泡数	4 个	获卵数	5 枚
促排卵药物 FSH	rFSH	MⅡ卵数（ICSI）	NA
总剂量	2700 IU	受精率	60%
刺激天数	9 天	卵裂率	100%
扳机日 E$_2$	1058 pg/ml	可利用囊胚形成率	66.6%
扳机日 LH	1.07 IU/L		
扳机日 P	0.73 ng/ml		
扳机日≥12 mm 卵泡数	4 个		

本次冻融囊胚移植情况

刺激方案	替代周期
内膜厚度	9 mm
是否人工皱缩	否
囊胚发育天数	6 天
是否存活	是
是否辅助孵化	否
囊胚冷冻时间	79 天
解冻后与移植间隔	123 分钟
结局	未妊娠

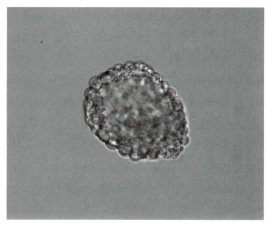

解冻后 -0 分钟（×200）

冷冻前囊胚评价：5BA（冷冻前囊胚自然皱缩）

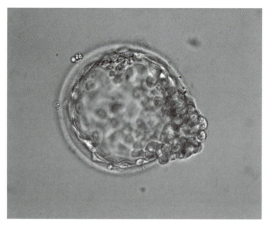

冷冻前 - 内细胞团（×200）

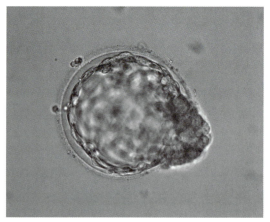

冷冻前 - 滋养层（×200）

移植前囊胚（解冻过程中囊胚从透明带中脱出）

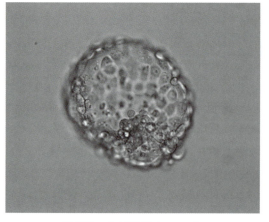

移植前 - 内细胞团（×200）

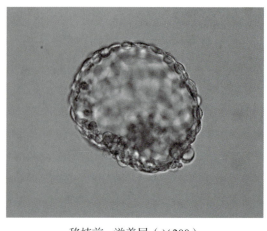

移植前 - 滋养层（×200）

第五节 男性不育与冻融囊胚形态学特征

案例 1

女性

年龄	28 岁	BMI	19.5 kg/m²
不孕年限	2 年	不孕类型	原发性不孕症
不孕诊断	男方弱精子症	月经周期	6/28
排卵情况	正常	染色体核型	46，XX
输卵管情况	通畅	其他特殊病史	无
基础 FSH	8.06 IU/L	基础 PRL	6.98 ng/ml
基础 LH	8.21 IU/L	基础 P	0.59 ng/ml
基础 E_2	66 pg/ml	AMH	4.36 ng/ml
基础 T	0.51 ng/ml		

男性伴侣

年龄	27 岁	染色体核型	46，XY
既往精液检查	弱精	其他特殊病史	无

既往 IVF 治疗		**本次新鲜周期**	
无		ICSI	未移植

试管当天精液化验情况

禁欲天数	4 天	a+b	15%
体积	5.0 ml	c	15%
浓度	20×10⁶/ml	d	70%

刺激周期

方案	长方案	受精方式	ICSI
窦卵泡数	12 个	获卵数	24 枚（12 枚冷冻）
促排卵药物 FSH	rFSH+HMG	M Ⅱ 卵数（ICSI）	12 枚
总剂量	2100 IU	受精率	83.3%
刺激天数	10 天	卵裂率	100%
扳机日 E_2	4800 pg/ml	可利用囊胚形成率	62.5%
扳机日 LH	2.35 IU/L		
扳机日 P	0.84 ng/ml		
扳机日≥ 12 mm 卵泡数	21 个		

本次冻融囊胚移植情况

刺激方案	替代周期
内膜厚度	15 mm
是否人工皱缩	是
囊胚发育天数	6 天
是否存活	是
是否辅助孵化	是
囊胚冷冻时间	54 天
解冻后与移植间隔	107 分钟
结局	未妊娠

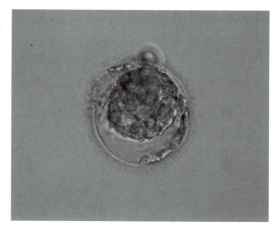

解冻后 -0 分钟（×200）

冷冻前囊胚评价：4BB

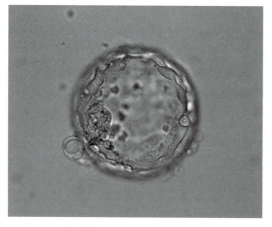

冷冻前 - 内细胞团（×200）

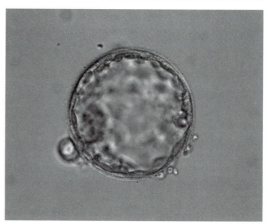

冷冻前 - 滋养层（×200）

移植前囊胚

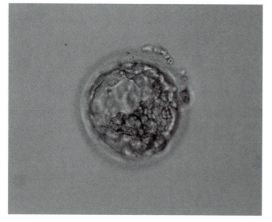

移植前 - 内细胞团（×200）

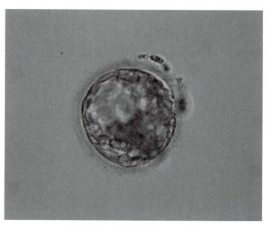

移植前 - 滋养层（×200）

案例 2

女性

年龄	41 岁	BMI	21.9 kg/m^2
不孕年限	2 年	不孕类型	继发性不孕症
不孕诊断	男方少弱精子症	月经周期	4/30
排卵情况	正常	染色体核型	46,XX
输卵管情况	通畅	其他特殊病史	无
基础 FSH	7.93 U/L	基础 PRL	10 ng/ml
基础 LH	2.96 IU/L	基础 P	0.39 ng/ml
基础 E_2	36 pg/ml	AMH	5.55 ng/ml
基础 T	0.1 ng/ml	TSH	2.06 μIU/ml

男性伴侣

年龄	44 岁	染色体核型	46,XY
既往精液检查	少弱精	其他特殊病史	无

既往 IVF 治疗 | 本次新鲜周期

第一次补救 ICSI	未妊娠	ICSI	未移植
第二次 ICSI	未妊娠		

试管当天精液化验情况

禁欲天数	4 天	a+b	3%
体积	2.0 ml	c	6%
浓度	5～6 条/HP	d	91%

刺激周期

方案	拮抗剂方案	受精方式	ICSI
窦卵泡数	16 个	获卵数	12 枚
促排卵药物 FSH	HMG	M Ⅱ 卵数（ICSI）	10 枚
总剂量	2400 IU	受精率	70%
刺激天数	8 天	卵裂率	100%
扳机日 E_2	4939 pg/ml	可利用囊胚形成率	14.3%
扳机日 LH	3.73 IU/L		
扳机日 P	1.59 ng/ml		
扳机日 ≥ 12 mm 卵泡数	13 个		

本次冻融囊胚移植情况

刺激方案	替代周期
内膜厚度	11 mm
是否人工皱缩	是
囊胚发育天数	5 天
是否存活	是
是否辅助孵化	否
囊胚冷冻时间	63 天
解冻后与移植间隔	70 分钟
结局	临床妊娠

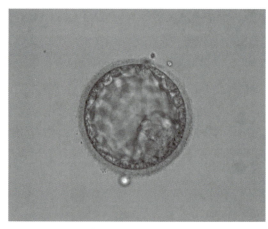

解冻后 -0 分钟（×200）

冷冻前囊胚评价：4AA

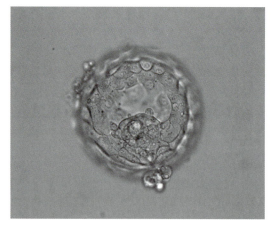

冷冻前 - 内细胞团（×200）

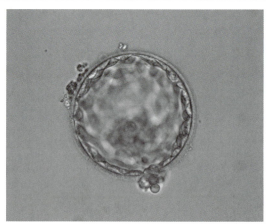

冷冻前 - 滋养层（×200）

移植前囊胚

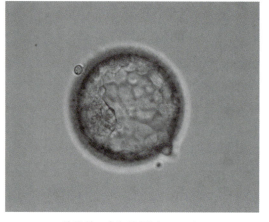

移植前 - 内细胞团（×200）

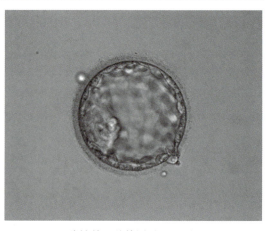

移植前 - 滋养层（×200）

案例 3

女性

年龄	32 岁	BMI	17.9 kg/m^2
不孕年限	1 年	不孕类型	原发性不孕症
不孕诊断	男方无精子症	月经周期	6/33
排卵情况	正常	染色体核型	46，XX
输卵管情况	未查	其他特殊病史	无
基础 FSH	7.64 IU/L	基础 PRL	19.01 ng/ml
基础 LH	2.71 IU/L	基础 P	0.48 ng/ml
基础 E$_2$	95 pg/ml	AMH	1.62 ng/ml
基础 T	0.33 ng/ml	TSH	2.64 μIU/ml

男性伴侣

年龄	33 岁	染色体核型	46，XY
既往精液检查	无精子	其他特殊病史	无

既往 IVF 治疗		本次新鲜周期	
无		ICSI	未移植

试管当天精液化验情况（附睾取精）

禁欲天数	NA	a+b	20%
体积	NA	c	15%
浓度	0～1 条 /HP	d	65%

刺激周期

方案	长方案	受精方式	ICSI
窦卵泡数	12 个	获卵数	9 枚
促排卵药物 FSH	rFSH	M Ⅱ 卵数（ICSI）	6 枚
总剂量	2250 IU	受精率	85.7%
刺激天数	10 天	卵裂率	83.3%
扳机日 E$_2$	6181 pg/ml	可利用囊胚形成率	100%
扳机日 LH	3.2 IU/L		
扳机日 P	0.77 ng/ml		
扳机日 ≥ 12 mm 卵泡数	10 个		

本次冻融囊胚移植情况

刺激方案	替代周期
内膜厚度	9 mm
是否人工皱缩	是
囊胚发育天数	6 天
是否存活	是
是否辅助孵化	否
囊胚冷冻时间	64 天
解冻后与移植间隔	62 分钟
结局	未妊娠

解冻后 -0 分钟（×200）

冷冻前囊胚评价：4AA（内细胞团可见退化灶，黑色箭头）

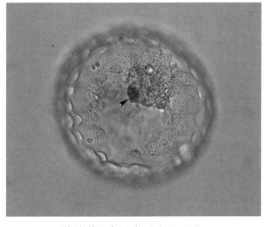

冷冻前 - 内细胞团（×200）

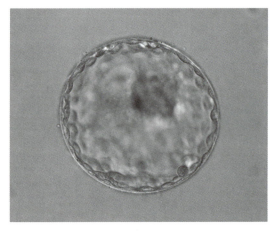

冷冻前 - 滋养层（×200）

移植前囊胚

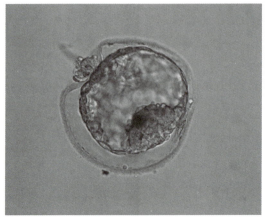

移植前（×200）

案例 4

女性

年龄	30 岁	BMI	21.5 kg/m²
不孕年限	6 年	不孕类型	原发性不孕症
不孕诊断	男方无精子症	月经周期	5/35
排卵情况	正常	染色体核型	46, XX
输卵管情况	通畅	其他特殊病史	无
基础 FSH	7.53 IU/L	基础 PRL	13.26 ng/ml
基础 LH	5.26 IU/L	基础 P	0.40 ng/ml
基础 E_2	39 pg/ml	AMH	5.79 ng/ml
基础 T	0.48 ng/ml	TSH	2.13 μIU/ml

男性伴侣

年龄	30 岁	染色体核型	46, XY
既往精液检查	无精子	其他特殊病史	无

既往 IVF 治疗 本次新鲜周期

无		供精 IVF	未移植

试管当天精液化验情况

禁欲天数	4 天	a+b	56%
体积	1.0 ml	c	14%
浓度	25×10⁶/ml	d	30%

刺激周期

方案	长方案	受精方式	IVF
窦卵泡数	18 个	获卵数	16 枚
促排卵药物 FSH	rFSH	M Ⅱ 卵数（ICSI）	NA
总剂量	1687.5 IU	受精率	75%
刺激天数	9 天	卵裂率	100%
扳机日 E_2	5237 pg/ml	可利用囊胚形成率	54.5%
扳机日 LH	1.29 IU/L		
扳机日 P	1.2 ng/ml		
扳机日≥12 mm 卵泡数	15 个		

本次冻融囊胚移植情况

刺激方案	替代周期
内膜厚度	9 mm
是否人工皱缩	是
囊胚发育天数	6 天
是否存活	是
是否辅助孵化	否
囊胚冷冻时间	70 天
解冻后与移植间隔	221 分钟
结局	临床妊娠

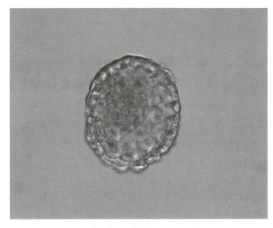

解冻后 -0 分钟（×200）

冷冻前囊胚评价：6AA

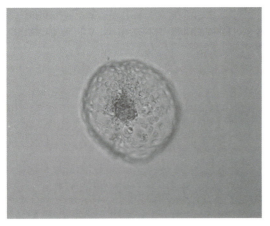

冷冻前 - 内细胞团（×100）

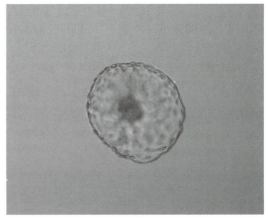

冷冻前 - 滋养层（×100）

移植前囊胚

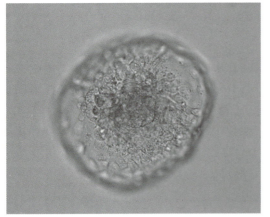

移植前 - 内细胞团（×200）

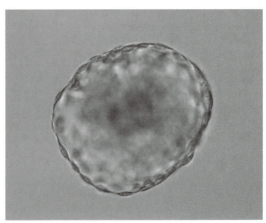

移植前 - 滋养层（×200）

案例 5

女性

年龄	37 岁	BMI	22 kg/m²
不孕年限	9 年	不孕类型	继发性不孕症
不孕诊断	男方无精子症	月经周期	5/26
排卵情况	正常	染色体核型	46，XX
输卵管情况	通畅	其他特殊病史	无
基础 FSH	5.2 IU/L	基础 PRL	23 ng/ml
基础 LH	3.5 IU/L	基础 P	0.06 ng/ml
基础 E_2	55.38 pg/ml	AMH	0.73 ng/ml
基础 T	0.18 ng/ml	TSH	1.86 μIU/ml

男性伴侣

年龄	45 岁	染色体核型	46，XY
既往精液检查	无精子	其他特殊病史	无

既往 IVF 治疗		本次新鲜周期	
无		ICSI	未移植

试管当天精液化验情况（附睾取精）

禁欲天数	NA	a+b	5%
体积	NA	c	30%
浓度	2～3 条/HP	d	65%

刺激周期

方案	拮抗剂方案	受精方式	ICSI
窦卵泡数	7 个	获卵数	10 枚
促排卵药物 FSH	rFSH	MⅡ卵数（ICSI）	6 枚
总剂量	2400 IU	受精率	50%
刺激天数	8 天	卵裂率	100%
扳机日 E_2	1739 pg/ml	可利用囊胚形成率	33.3%
扳机日 LH	3.51 IU/L		
扳机日 P	2.24 ng/ml		
扳机日 ≥ 12 mm 卵泡数	7 个		

本次冻融囊胚移植情况

刺激方案	替代周期
内膜厚度	11 mm
是否人工皱缩	是
囊胚发育天数	6 天
是否存活	是
是否辅助孵化	是
囊胚冷冻时间	51 天
解冻后与移植间隔	87 分钟
结局	临床妊娠

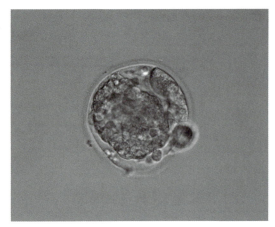

解冻后 -0 分钟（×200）

冷冻前囊胚评价：4BB

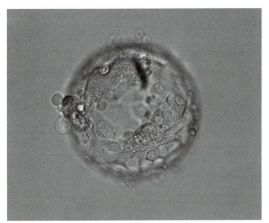

冷冻前 - 内细胞团（×200）

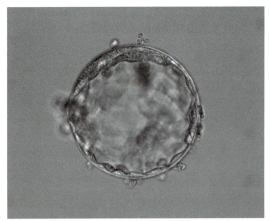

冷冻前 - 滋养层（×200）

移植前囊胚

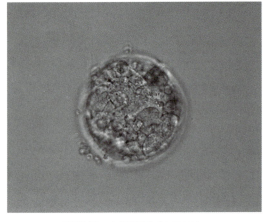

移植前 - 内细胞团（×200）

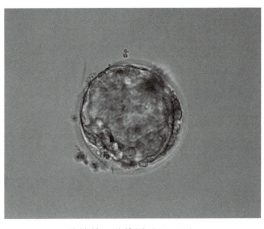

移植前 - 滋养层（×200）

案例 6

女性

年龄	32 岁	BMI	20.7 kg/m²
不孕年限	5 年	不孕类型	原发性不孕症
不孕诊断	男方少弱精子症	月经周期	5～6/28
排卵情况	正常	染色体核型	46，XX
输卵管情况	通畅	其他特殊病史	无
基础 FSH	8.26 IU/L	基础 PRL	14.17 ng/ml
基础 LH	8.31 IU/L	基础 P	0.23 ng/ml
基础 E_2	53 pg/ml	AMH	8.84 ng/ml
基础 T	0.61 ng/ml	TSH	1.24 μIU/ml

男性伴侣

年龄	32 岁	染色体核型	46，XY
既往精液检查	少弱精	其他特殊病史	无

既往 IVF 治疗		本次新鲜周期	
无		ICSI	未移植

试管当天精液化验情况

禁欲天数	3 天	a+b	20%
体积	4.0 ml	c	20%
浓度	6～8 条/HP	d	60%

刺激周期

方案	长方案	受精方式	ICSI
窦卵泡数	15 个	获卵数	15 枚
促排卵药物 FSH	rFSH	MⅡ卵数（ICSI）	12 枚
总剂量	1350 IU	受精率	100%
刺激天数	9 天	卵裂率	100%
扳机日 E_2	5311 pg/ml	可利用囊胚形成率	40%
扳机日 LH	1.85 IU/L		
扳机日 P	0.59 ng/ml		
扳机日≥12 mm 卵泡数	18 个		

本次冻融囊胚移植情况

刺激方案	替代周期
内膜厚度	9 mm
是否人工皱缩	是
囊胚发育天数	5 天
是否存活	是
是否辅助孵化	是
囊胚冷冻时间	52 天
解冻后与移植间隔	62 分钟
结局	临床妊娠

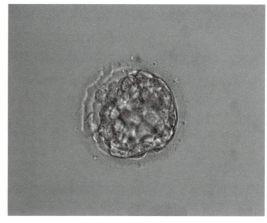

解冻后 -0 分钟（×200）

冷冻前囊胚评价：4BB（内细胞团可见空泡，黑色箭头）

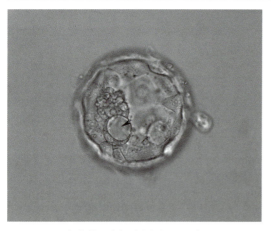

冷冻前 - 内细胞团（×200）

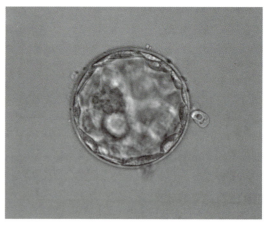

冷冻前 - 滋养层（×200）

移植前囊胚

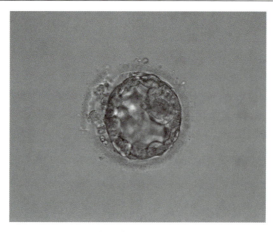

移植前（×200）

案例 7

女性

年龄	26 岁	BMI	19.1 kg/m^2
不孕年限	3 年	不孕类型	原发性不孕症
不孕诊断	男方重度少弱精子症	月经周期	4～5/30～35
排卵情况	未查	染色体核型	46，XX
输卵管情况	未查	其他特殊病史	无
基础 FSH	8.61 IU/L	基础 PRL	22.72 ng/ml
基础 LH	3.48 IU/L	基础 P	0.40 ng/ml
基础 E$_2$	52 pg/ml	AMH	3.79 ng/ml
基础 T	0.60 ng/ml	TSH	3.55 μIU/ml

男性伴侣

年龄	25 岁	染色体核型	46，XY
既往精液检查	重度少弱精	其他特殊病史	无

既往 IVF 治疗		本次新鲜周期	
无		ICSI	未移植

试管当天精液化验情况

禁欲天数	2 天	a+b	50%
体积	2.0 ml	c	5%
浓度	0～1 条/HP	d	45%

刺激周期

方案	长方案	受精方式	ICSI
窦卵泡数	18 个	获卵数	14 枚
促排卵药物 FSH	rFSH+HMG	MⅡ卵数（ICSI）	12 枚
总剂量	1425 IU	受精率	75%
刺激天数	10 天	卵裂率	100%
扳机日 E$_2$	6145 pg/ml	可利用囊胚形成率	77.8%
扳机日 LH	3.38 IU/L		
扳机日 P	1 ng/ml		
扳机日≥12 mm 卵泡数	21 个		

本次冻融囊胚移植情况

刺激方案	替代周期
内膜厚度	9 mm
是否人工皱缩	是
囊胚发育天数	5 天
是否存活	是
是否辅助孵化	是
囊胚冷冻时间	74 天
解冻后与移植间隔	174 分钟
结局	临床妊娠

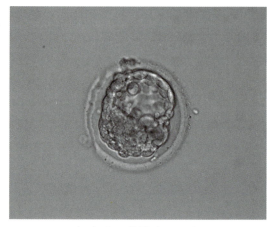

解冻后 -0 分钟（×200）

冷冻前囊胚评价：4AA

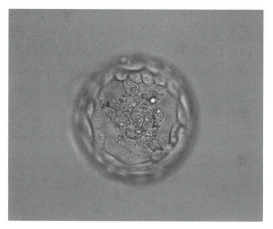

冷冻前 - 内细胞团（×200）

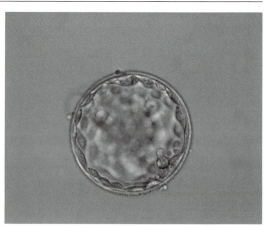

冷冻前 - 滋养层（×200）

移植前囊胚

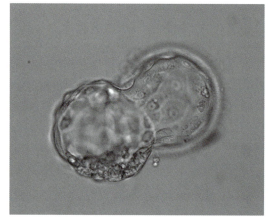

移植前 - 内细胞团（×200）

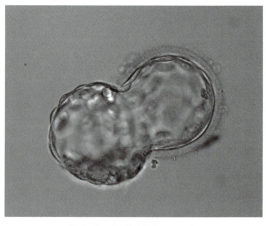

移植前 - 滋养层（×200）

案例 8

女性

年龄	31 岁	BMI	24 kg/m^2
不孕年限	3 年	不孕类型	原发性不孕症
不孕诊断	男方弱精子症	月经周期	6～7/28
排卵情况	正常	染色体核型	46，XX
输卵管情况	左侧欠通畅、右侧通畅	其他特殊病史	无
基础 FSH	5.57 IU/L	基础 PRL	15.24 ng/ml
基础 LH	3.26 IU/L	基础 T	0.35 ng/ml
基础 E$_2$	43.61 pg/ml	AMH	1.83 ng/ml

男性伴侣

年龄	31 岁	染色体核型	46，XY
既往精液检查	弱精	其他特殊病史	无

既往 IVF 治疗 | 本次新鲜周期

无	ICSI	未移植

试管当天精液化验情况

禁欲天数	5 天	a+b	13%
体积	5.0 ml	c	14%
浓度	45×10^6/ml	d	73%

刺激周期

方案	拮抗剂方案	受精方式	ICSI
窦卵泡数	10 个	获卵数	12 枚
促排卵药物 FSH	rFSH	MⅡ卵数（ICSI）	7 枚
总剂量	1950 IU	受精率	71.4%
刺激天数	8 天	卵裂率	100%
扳机日 E$_2$	3430 pg/ml	可利用囊胚形成率	66.7%
扳机日 LH	3.32 IU/L		
扳机日 P	3.75 ng/ml		
扳机日≥12 mm 卵泡数	9 个		

本次冻融囊胚移植情况

刺激方案	替代周期
内膜厚度	10 mm
是否人工皱缩	是
囊胚发育天数	6 天
是否存活	是
是否辅助孵化	是
囊胚冷冻时间	59 天
解冻后与移植间隔	70 分钟
结局	临床妊娠

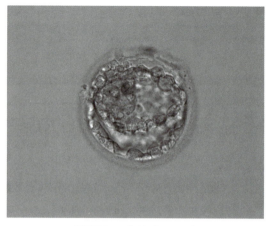

解冻后 -0 分钟（×200）

冷冻前囊胚评价：4BA

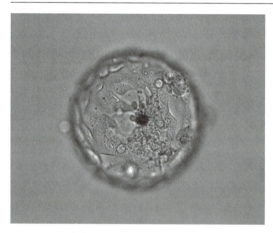

冷冻前 - 内细胞团（×200）

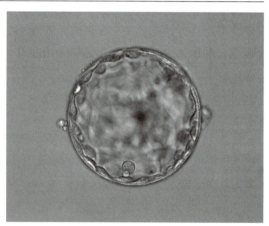

冷冻前 - 滋养层（×200）

移植前囊胚

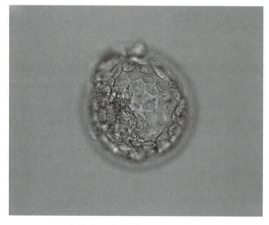

移植前 - 内细胞团（×200）

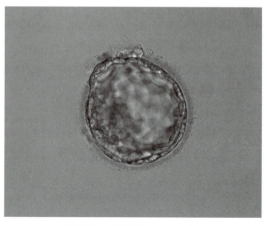

移植前 - 滋养层（×200）

案例 9

女性

年龄	31 岁	BMI	27.6 kg/m²
不孕年限	2 年	不孕类型	原发性不孕症
不孕诊断	男方逆行性射精	月经周期	5/30～31
排卵情况	正常	染色体核型	46，XX
输卵管情况	一侧通畅、对侧欠通畅	其他特殊病史	双侧输卵管阻塞行介入治疗
基础 FSH	3.45 IU/L	基础 PRL	3.31 ng/ml
基础 LH	5.63 IU/L	基础 P	0.30 ng/ml
基础 E_2	54 pg/ml	AMH	6.75 ng/ml
基础 T	0.32 ng/ml	TSH	1.81 μIU/ml

男性伴侣

年龄	31 岁	染色体核型	46，XY（14ps+）
既往精液检查	重度少弱精（尿液）	其他特殊病史	糖尿病

既往 IVF 治疗		本次新鲜周期	
无		ICSI	未移植

试管当天精液化验情况（逆行射精）

禁欲天数	3 天	a+b	0%
体积	13.0 ml（尿液）	c	10%
浓度	1～2 条/HP	d	90%

刺激周期

方案	拮抗剂方案	受精方式	ICSI
窦卵泡数	22 个	获卵数	25 枚
促排卵药物 FSH	rFSH	MⅡ卵数（ICSI）	22 枚
总剂量	1950 IU	受精率	77.3%
刺激天数	9 天	卵裂率	100%
扳机日 E_2	6193 pg/ml	可利用囊胚形成率	17.6%
扳机日 LH	4.7 IU/L		
扳机日 P	1.91 ng/ml		
扳机日≥12 mm 卵泡数	20 个		

本次冻融囊胚移植情况

刺激方案	替代周期
内膜厚度	8.5 mm
是否人工皱缩	是
囊胚发育天数	6 天
是否存活	是
是否辅助孵化	是
囊胚冷冻时间	25 天
解冻后与移植间隔	79 分钟
结局	临床妊娠

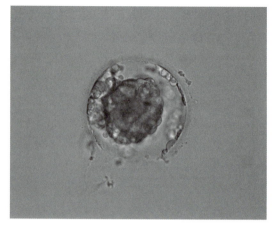

解冻后 -0 分钟（×200）

冷冻前囊胚评价：4AB

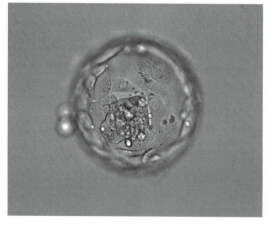

冷冻前 - 内细胞团（×200）

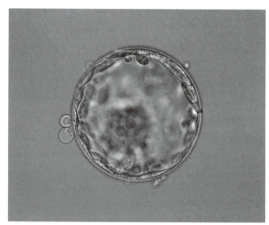

冷冻前 - 滋养层（×200）

移植前囊胚

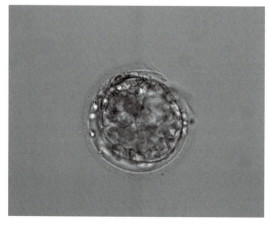

移植前（×200）

案例 10

女性

年龄	30 岁	BMI	19.5 kg/m^2
不孕年限	2 年	不孕类型	原发性不孕症
不孕诊断	男方少弱精子症	月经周期	5～6/25
排卵情况	未查	染色体核型	46, XX(1qh+)
输卵管情况	未查	其他特殊病史	无
基础 FSH	7.6 IU/L	基础 PRL	11.49 ng/ml
基础 LH	4.97 IU/L	基础 P	0.52 ng/ml
基础 E$_2$	80 pg/ml	AMH	1.8 ng/ml
基础 T	0.32 ng/ml	TSH	1.68 μIU/ml

男性伴侣

年龄	35 岁	染色体核型	46, XY
既往精液检查	少弱精	其他特殊病史	无

既往 IVF 治疗 | 本次新鲜周期

无		ICSI	未移植

试管当天精液化验情况

禁欲天数	4 天	a+b	10%
体积	1.5 ml	c	25%
浓度	2～3 条/HP	d	65%

刺激周期

方案	长方案	受精方式	ICSI
窦卵泡数	8 个	获卵数	5 枚
促排卵药物 FSH	rFSH+HMG	MⅡ卵数(ICSI)	3 枚
总剂量	2700 IU	受精率	100%
刺激天数	9 天	卵裂率	100%
扳机日 E$_2$	1365 pg/ml	可利用囊胚形成率	100%
扳机日 LH	2.16 IU/L		
扳机日 P	0.72 ng/ml		
扳机日≥12 mm 卵泡数	5 个		

本次冻融囊胚移植情况

刺激方案	替代周期
内膜厚度	8 mm
是否人工皱缩	是
囊胚发育天数	6 天
是否存活	是
是否辅助孵化	否
囊胚冷冻时间	24 天
解冻后与移植间隔	107 分钟
结局	临床妊娠

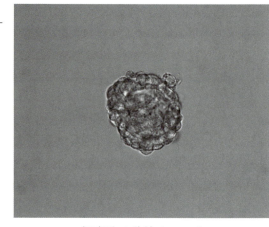

解冻后 -0 分钟（×200）

冷冻前囊胚评价：6AA

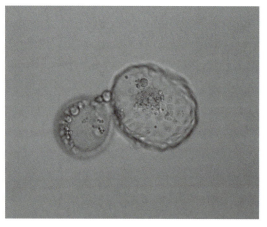

冷冻前 - 内细胞团（×100）

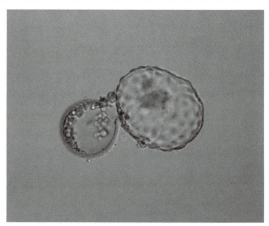

冷冻前 - 滋养层（×100）

移植前囊胚

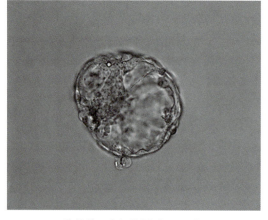

移植前 - 内细胞团（×200）

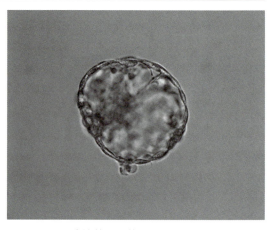

移植前 - 滋养层（×200）

案例 11

女性

年龄	31 岁	BMI	21.1 kg/m²
不孕年限	4 年	不孕类型	原发性不孕症
不孕诊断	男方弱精子症	月经周期	5～6/28～29
排卵情况	正常	染色体核型	46，XX
输卵管情况	左侧不通畅，右侧通畅	其他特殊病史	无
基础 FSH	4.66 IU/L	基础 PRL	9.08 ng/ml
基础 LH	2.04 IU/L	基础 P	0.60 ng/ml
基础 E_2	46.3 pg/ml	AMH	0.84 ng/ml
基础 T	0.43 ng/ml	TSH	0.85 μIU/ml

男性伴侣

年龄	30 岁	染色体核型	46，XY
既往精液检查	弱精	其他特殊病史	无

既往 IVF 治疗 | | 本次新鲜周期 | |

无		ICSI	未移植

试管当天精液化验情况

禁欲天数	5 天	a+b	12%
体积	5.0 ml	c	17%
浓度	46×10⁶/ml	d	71%

刺激周期

方案	微刺激方案	受精方式	ICSI
窦卵泡数	7 个	获卵数	2 枚
促排卵药物 FSH	LE+HMG	MⅡ卵数（ICSI）	2 枚
总剂量	10 mg+1575 IU	受精率	50%
刺激天数	9 天	卵裂率	100%
扳机日 E_2	520 pg/ml	可利用囊胚形成率	100%
扳机日 LH	3.75 IU/L		
扳机日 P	0.53 ng/ml		
扳机日≥12 mm 卵泡数	2 个		

本次冻融囊胚移植情况

刺激方案	替代周期
内膜厚度	11 mm
是否人工皱缩	是
囊胚发育天数	5 天
是否存活	是
是否辅助孵化	是
囊胚冷冻时间	71 天
解冻后与移植间隔	103 分钟
结局	临床妊娠

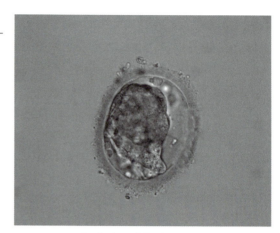

解冻后 -0 分钟（×200）

冷冻前囊胚评价：4AB

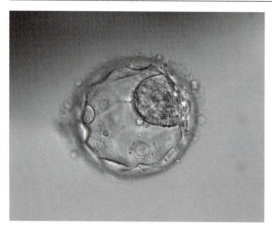

冷冻前 - 内细胞团（×200）

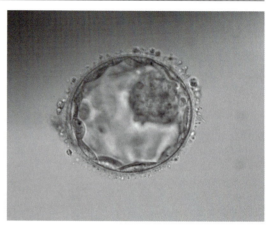

冷冻前 - 滋养层（×200）

移植前囊胚

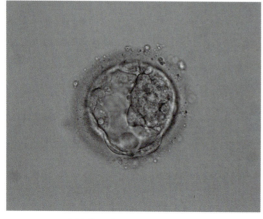

移植前 - 内细胞团（×200）

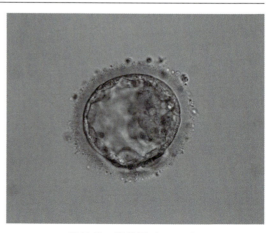

移植前 - 滋养层（×200）

案例 12

女性

年龄	39 岁	BMI	21 kg/m^2
不孕年限	6 年	不孕类型	继发性不孕症
不孕诊断	男方弱精子症	月经周期	3/25～29
排卵情况	正常	染色体核型	46，XX
输卵管情况	通畅	其他特殊病史	子宫内膜息肉摘除术
基础 FSH	8.93 IU/L	基础 PRL	9.29 ng/ml
基础 LH	1.19 IU/L	基础 P	0.73 ng/ml
基础 E$_2$	26 pg/ml	AMH	3.5 ng/ml
基础 T	0.37 ng/ml	TSH	0.58 μIU/ml

男性伴侣

年龄	40 岁	染色体核型	46，XY
既往精液检查	弱精子	其他特殊病史	无

既往 IVF 治疗 / 本次新鲜周期

既往 IVF 治疗		本次新鲜周期	
第一次 IVF	未妊娠	IVF	未移植
第二次 IVF	未妊娠		

试管当天精液化验情况

禁欲天数	4 天	a+b	33%
体积	3.5 ml	c	15%
浓度	35×10^6/ml	d	52%

刺激周期

方案	拮抗剂方案	受精方式	IVF
窦卵泡数	6 个	获卵数	10 枚
促排卵药物 FSH	HMG	MⅡ卵数（ICSI）	NA
总剂量	3600 IU	受精率	80%
刺激天数	12 天	卵裂率	100%
扳机日 E$_2$	3485 pg/ml	可利用囊胚形成率	37.5%
扳机日 LH	0.78 IU/L		
扳机日 P	1.97 ng/ml		
扳机日≥12 mm 卵泡数	13 个		

本次冻融囊胚移植情况

刺激方案	自然周期
内膜厚度	7.5 mm
是否人工皱缩	是
囊胚发育天数	6 天
是否存活	是
是否辅助孵化	否
囊胚冷冻时间	58 天
解冻后与移植间隔	219 分钟
结局	未妊娠

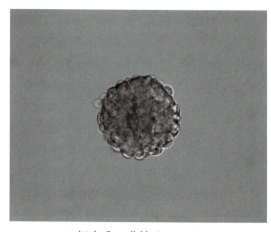

解冻后 -0 分钟（×200）

冷冻前囊胚评价：6AA

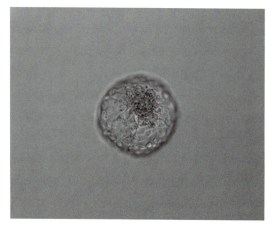

冷冻前 - 内细胞团（×100）

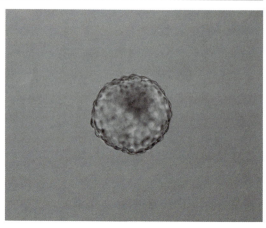

冷冻前 - 滋养层（×100）

移植前囊胚

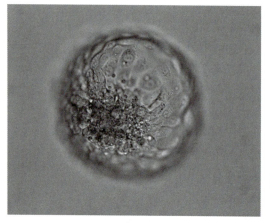

移植前 - 内细胞团（×200）

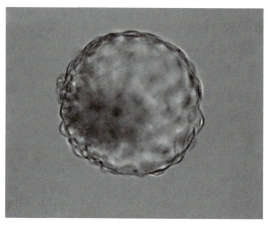

移植前 - 滋养层（×200）

案例 13

女性

年龄	38 岁	BMI	22.6 kg/m²
不孕年限	4 年	不孕类型	原发性不孕症
不孕诊断	男方弱精子症	月经周期	5/28～29
排卵情况	正常	染色体核型	46，XX
输卵管情况	欠通畅	其他特殊病史	无
基础 FSH	7.12 IU/L	基础 PRL	14.91 ng/ml
基础 LH	3.74 IU/L	基础 P	0.57 ng/ml
基础 E_2	51 pg/ml	AMH	1.78 ng/ml
基础 T	0.56 ng/ml	TSH	3.87 μIU/ml

男性伴侣

年龄	36 岁	染色体核型	46，XY
既往精液检查	弱精	其他特殊病史	无

既往 IVF 治疗 | 本次新鲜周期

无		ICSI	未移植

试管当天精液化验情况

禁欲天数	4 天	a+b	15%
体积	5.0 ml	c	35%
浓度	30×10⁶/ml	d	50%

刺激周期

方案	长方案	受精方式	ICSI
窦卵泡数	11 个	获卵数	7 枚
促排卵药物 FSH	rFSH	M Ⅱ 卵数（ICSI）	6 枚
总剂量	2700 IU	受精率	66.7%
刺激天数	10 天	卵裂率	100%
扳机日 E_2	1701 pg/ml	可利用囊胚形成率	50%
扳机日 LH	3.45 IU/L		
扳机日 P	1.49 ng/ml		
扳机日 ≥ 12 mm 卵泡数	7 个		

本次冻融囊胚移植情况

刺激方案	替代周期
内膜厚度	10 mm
是否人工皱缩	是
囊胚发育天数	5 天
是否存活	是
是否辅助孵化	是
囊胚冷冻时间	60 天
解冻后与移植间隔	201 分钟
结局	未妊娠

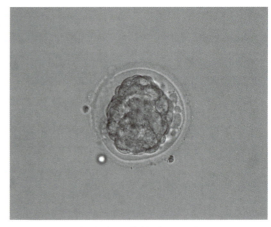

解冻后 -0 分钟（×200）

冷冻前囊胚评价：4BB

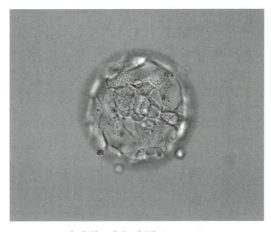

冷冻前 - 内细胞团（×200）

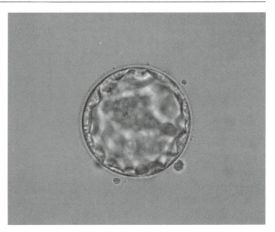

冷冻前 - 滋养层（×200）

移植前囊胚

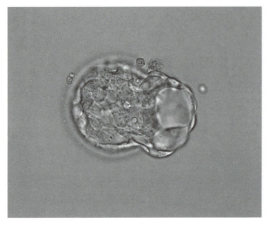

移植前 - 内细胞团（×200）

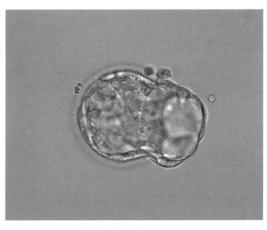

移植前 - 滋养层（×200）

案例 14

女性

年龄	39 岁	BMI	26.71 kg/m²
不孕年限	2.5 年	不孕类型	原发性不孕症
不孕诊断	男方弱精子症	月经周期	4/30
排卵情况	正常	染色体核型	46，XX
输卵管情况	通畅	其他特殊病史	无
基础 FSH	5.08 IU/L	基础 PRL	13.18 ng/ml
基础 LH	3.81 IU/L	基础 P	0.63 ng/ml
基础 E_2	26 pg/ml	AMH	1.43 ng/ml
基础 T	0.37 ng/ml	TSH	0.72 μIU/ml

男性伴侣

年龄	50 岁	染色体核型	46，XY
既往精液检查	弱精	其他特殊病史	无

既往 IVF 治疗		本次新鲜周期	
无		ICSI	未移植

试管当天精液化验情况

禁欲天数	4 天	a+b	14%
体积	3.0 ml	c	15%
浓度	40×10^6/ml	d	71%

刺激周期

方案	长方案	受精方式	ICSI
窦卵泡数	13 个	获卵数	7 枚
促排卵药物 FSH	uFSH	MⅡ卵数（ICSI）	6 枚
总剂量	2400 IU	受精率	85.7%
刺激天数	8 天	卵裂率	100%
扳机日 E_2	2952 pg/ml	可利用囊胚形成率	100%
扳机日 LH	2.83 IU/L		
扳机日 P	0.92 ng/ml		
扳机日≥12 mm 卵泡数	11 个		

本次冻融囊胚移植情况

刺激方案	替代周期
内膜厚度	10 mm
是否人工皱缩	是
囊胚发育天数	5 天
是否存活	是
是否辅助孵化	否
囊胚冷冻时间	56 天
解冻后与移植间隔	217 分钟
结局	临床妊娠

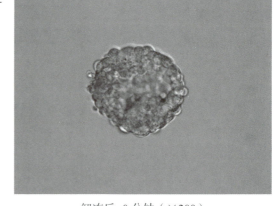

解冻后 -0 分钟（×200）

冷冻前囊胚评价：6AA

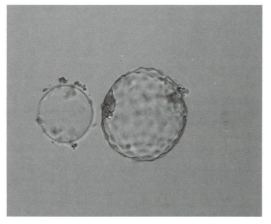

冷冻前 - 内细胞团（×100）

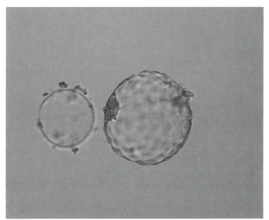

冷冻前 - 滋养层（×100）

移植前囊胚

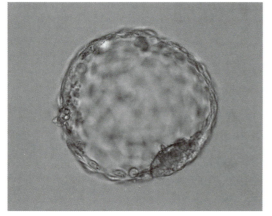

移植前 - 内细胞团（×200）

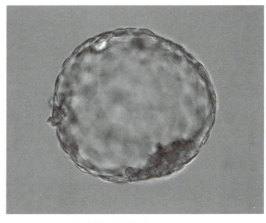

移植前 - 滋养层（×200）

案例 15

女性

年龄	29 岁	BMI	19.1 kg/m^2
不孕年限	6 年	不孕类型	原发性不孕症
不孕诊断	男方少弱精子症	月经周期	7/28～30
排卵情况	正常	染色体核型	46，XX
输卵管情况	欠通畅	其他特殊病史	无
基础 FSH	7.53 IU/L	基础 PRL	12.29 ng/ml
基础 LH	6.36 IU/L	基础 P	0.49 ng/ml
基础 E$_2$	59 pg/ml	AMH	2.89 ng/ml
基础 T	0.58 ng/ml	TSH	1.35 μIU/ml

男性伴侣

年龄	29 岁	染色体核型	46，XY
既往精液检查	少弱精	其他特殊病史	无

既往 IVF 治疗		本次新鲜周期	
无		ICSI	未移植

试管当天精液化验情况

禁欲天数	4 天	a+b	12%
体积	1.0 ml	c	15%
浓度	25×10^6/ml	d	73%

刺激周期

方案	长方案	受精方式	ICSI
窦卵泡数	10 个	获卵数	4 枚
促排卵药物 FSH	rFSH	MⅡ卵数（ICSI）	3 枚
总剂量	1950 IU	受精率	100%
刺激天数	10 天	卵裂率	100%
扳机日 E$_2$	2308 pg/ml	可利用囊胚形成率	100%
扳机日 LH	3.08 IU/L		
扳机日 P	1.25 ng/ml		
扳机日≥12 mm 卵泡数	5 个		

本次冻融囊胚移植情况

刺激方案	替代周期
内膜厚度	10 mm
是否人工皱缩	是
囊胚发育天数	6 天
是否存活	是
是否辅助孵化	否
囊胚冷冻时间	24 天
解冻后与移植间隔	139 分钟
结局	临床妊娠

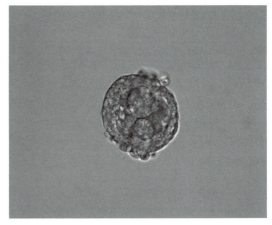

解冻后 -0 分钟（×200）

冷冻前囊胚评价：6BA

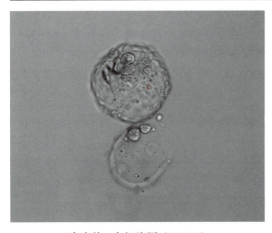

冷冻前 - 内细胞团（×100）

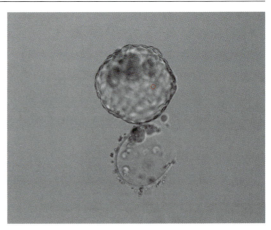

冷冻前 - 滋养层（×100）

移植前囊胚：囊胚腔内可见大细胞残留（黑色箭头）

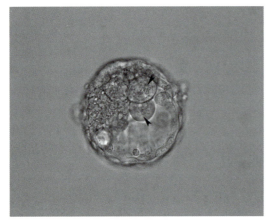

移植前 - 内细胞团（×200）

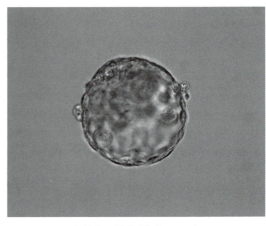

移植前 - 滋养层（×200）

案例 16

女性

年龄	32 岁	BMI	20.4 kg/m^2
不孕年限	3 年	不孕类型	原发性不孕症
不孕诊断	男方无精子症	月经周期	7/35
排卵情况	正常	染色体核型	46，XX
输卵管情况	通畅	其他特殊病史	无
基础 FSH	8.8 IU/L	基础 P	0.36 ng/ml
基础 LH	8.36 IU/L	AMH	7.17 ng/ml
基础 E$_2$	26.93 pg/ml	TSH	3.9 μIU/ml
基础 T	0.25 ng/ml		

男性伴侣

年龄	34 岁	染色体核型	46，XY
既往精液检查	无精	其他特殊病史	无

既往 IVF 治疗		本次新鲜周期	
无		ICSI	未移植

试管当天精液化验情况（附睾取精）

禁欲天数	NA	a+b	20%
体积	NA	c	20%
浓度	1～2 条/HP	d	60%

刺激周期

方案	超长方案	受精方式	ICSI
窦卵泡数	15 个	获卵数	18 枚
促排卵药物 FSH	rFSH+HMG	MⅡ卵数（ICSI）	17 枚
总剂量	1350 IU	受精率	76.5%
刺激天数	9 天	卵裂率	100%
扳机日 E$_2$	5966 pg/ml	可利用囊胚形成率	53.8%
扳机日 LH	0.6 IU/L		
扳机日 P	0.82 ng/ml		
扳机日≥12 mm 卵泡数	23 个		

本次冻融囊胚移植情况

刺激方案	替代周期
内膜厚度	8.4 mm
是否人工皱缩	是
囊胚发育天数	6 天
是否存活	是
是否辅助孵化	是
囊胚冷冻时间	58 天
解冻后与移植间隔	82 分钟
结局	临床妊娠

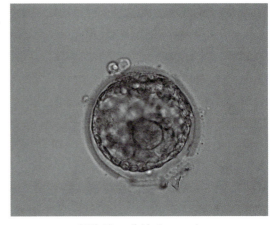

解冻后 -0 分钟（×200）

冷冻前囊胚评价：4AA

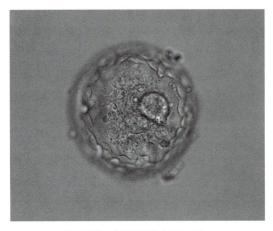

冷冻前 - 内细胞团（×200）

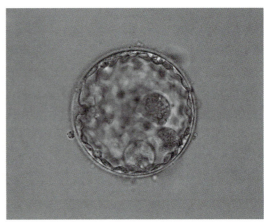

冷冻前 - 滋养层（×200）

移植前囊胚

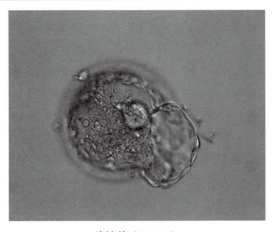

移植前（×200）

案例 17

女性

年龄	33 岁	BMI	22 kg/m^2
不孕年限	6 年	不孕类型	继发性不孕症
不孕诊断	男方弱精子症	月经周期	6/23～30
排卵情况	正常	染色体核型	46，XX
输卵管情况	右侧欠通畅、左侧通畅	其他特殊病史	无
基础 FSH	5.01 IU/L	基础 PRL	18.1 ng/ml
基础 LH	5.95 IU/L	基础 P	0.87 ng/ml
基础 E$_2$	48 pg/ml	AMH	2.97 ng/ml
基础 T	0.45 ng/ml	TSH	0.8 μIU/ml

男性伴侣

年龄	33 岁	染色体核型	46，XY
既往精液检查	弱精	其他特殊病史	无

既往 IVF 治疗 / 本次新鲜周期

既往 IVF 治疗		本次新鲜周期	
无		ICSI	未移植

试管当天精液化验情况

禁欲天数	3 天	a+b	5%
体积	3.0 ml	c	23%
浓度	30×10^6/ml	d	72%

刺激周期

方案	拮抗剂方案	受精方式	ICSI
窦卵泡数	11 个	获卵数	9 枚
促排卵药物 FSH	rFSH	MⅡ卵数（ICSI）	7 枚
总剂量	1725 IU	受精率	85.7%
刺激天数	8 天	卵裂率	100%
扳机日 E$_2$	1759 pg/ml	可利用囊胚形成率	50%
扳机日 LH	3.35 IU/L		
扳机日 P	1.59 ng/ml		
扳机日≥12 mm 卵泡数	8 个		

本次冻融囊胚移植情况

刺激方案	替代周期
内膜厚度	11 mm
是否人工皱缩	是
囊胚发育天数	5 天
是否存活	是
是否辅助孵化	是
囊胚冷冻时间	52 天
解冻后与移植间隔	152 分钟
结局	未妊娠

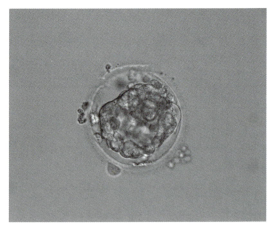

解冻后 -0 分钟（×200）

冷冻前囊胚评价：4BB

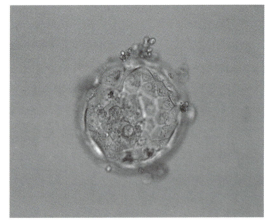

冷冻前 - 内细胞团（×200）

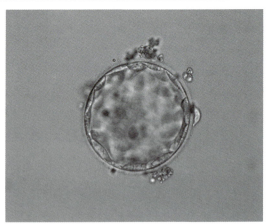

冷冻前 - 滋养层（×200）

移植前囊胚

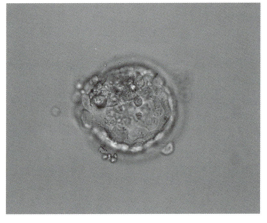

移植前 - 内细胞团（×200）

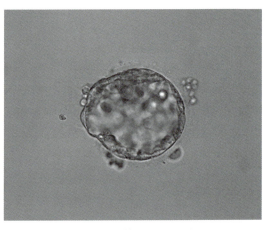

移植前 - 滋养层（×200）

案例 18

女性

年龄	21 岁	BMI	23.5 kg/m²
不孕年限	2 年	不孕类型	原发性不孕症
不孕诊断	男方严重少精子症	月经周期	3～5/30
排卵情况	正常	染色体核型	46，XX
输卵管情况	未查	其他特殊病史	无
基础 FSH	4.78 IU/L	基础 PRL	12.92 ng/ml
基础 LH	4.34 IU/L	基础 P	0.62 ng/ml
基础 E_2	43 pg/ml	AMH	3.57 ng/ml
基础 T	0.53 ng/ml	TSH	1.57 μIU/ml

男性伴侣

年龄	25 岁	染色体核型	46，XY
既往精液检查	严重少精	其他特殊病史	无

既往 IVF 治疗		本次新鲜周期	
无		ICSI	未移植

试管当天精液化验情况

禁欲天数	4 天	a+b	70%
体积	2.0 ml	c	5%
浓度	3～5 条/HP	d	25%

刺激周期

方案	拮抗剂方案	受精方式	ICSI
窦卵泡数	20 个	获卵数	24 枚
促排卵药物 FSH	rFSH+HMG	MⅡ卵数（ICSI）	20 枚
总剂量	1650 IU	受精率	80%
刺激天数	10 天	卵裂率	93.8%
扳机日 E_2	6163 pg/ml	可利用囊胚形成率	76.9%
扳机日 LH	0.52 IU/L		
扳机日 P	2.04 ng/ml		
扳机日≥12 mm 卵泡数	25 个		

本次冻融囊胚移植情况

刺激方案	替代周期
内膜厚度	8 mm
是否人工皱缩	是
囊胚发育天数	5 天
是否存活	是
是否辅助孵化	否
囊胚冷冻时间	58 天
解冻后与移植间隔	142 分钟
结局	生化妊娠

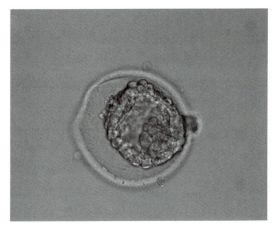

解冻后 -0 分钟（×200）

冷冻前囊胚评价：5AA

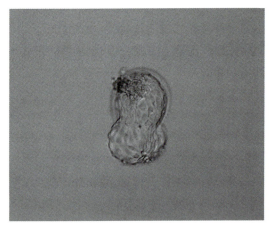

冷冻前 - 内细胞团（×100）

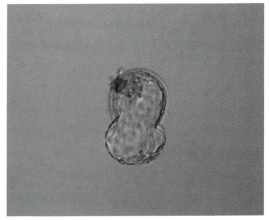

冷冻前 - 滋养层（×200）

移植前囊胚

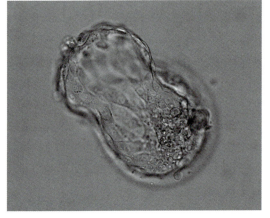

移植前 - 内细胞团（×200）

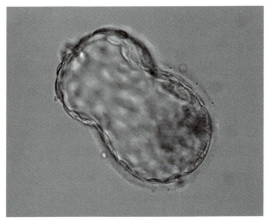

移植前 - 滋养层（×200）

案例 19

女性

年龄	25 岁	BMI	20.9 kg/m^2
不孕年限	4 年	不孕类型	原发性不孕症
不孕诊断	男方严重少弱精子症	月经周期	7/28
排卵情况	正常	染色体核型	46，XX
输卵管情况	未查	其他特殊病史	无
基础 FSH	6.55 IU/L	基础 PRL	26.97 ng/ml
基础 LH	4.74 IU/L	基础 P	0.50 g/ml
基础 E$_2$	52 pg/ml	AMH	3.61 ng/ml
基础 T	0.38 ng/ml	TSH	1.08 μIU/ml

男性伴侣

年龄	25 岁	染色体核型	46，XY
既往精液检查	严重少弱精	其他特殊病史	无

既往 IVF 治疗

无		

本次新鲜周期

ICSI	未移植

试管当天精液化验情况

禁欲天数	7 天	a+b	10%
体积	6.0 ml	c	5%
浓度	1～3 条/HP	d	85%

刺激周期

方案	长方案	受精方式	ICSI
窦卵泡数	18 个	获卵数	16 枚
促排卵药物 FSH	rFSH+HMG	MⅡ卵数（ICSI）	11 枚
总剂量	1762.5 IU	受精率	78.6%
刺激天数	9 天	卵裂率	90.9%
扳机日 E$_2$	4160 pg/ml	可利用囊胚形成率	100%
扳机日 LH	2.30 IU/L		
扳机日 P	1.01 ng/ml		
扳机日≥12 mm 卵泡数	13 个		

本次冻融囊胚移植情况

刺激方案	替代周期
内膜厚度	12 mm
是否人工皱缩	否
囊胚发育天数	5 天
是否存活	是
是否辅助孵化	是
囊胚冷冻时间	56 天
解冻后与移植间隔	202 分钟
结局	临床妊娠

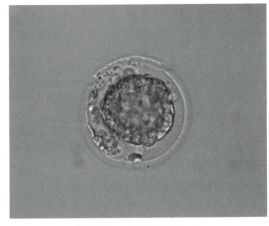

解冻后 -0 分钟（×200）

冷冻前囊胚评价：4AA（冷冻前已轻度自然皱缩）

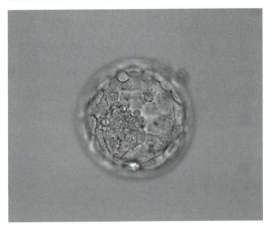

冷冻前 - 内细胞团（×200）

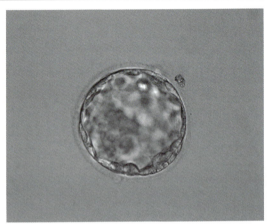

冷冻前 - 滋养层（×200）

移植前囊胚

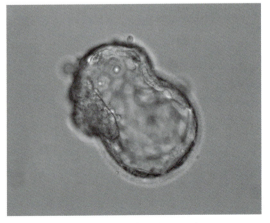

移植前 - 内细胞团（×200）

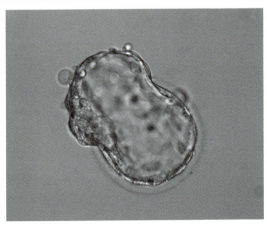

移植前 - 滋养层（×200）

第六节 双方因素不孕与冻融囊胚形态学特征

案例 1

女性

年龄	39 岁	BMI	24.8 kg/m²
不孕年限	3 年	不孕类型	继发性不孕症
不孕诊断	输卵管因素 男方少弱精子症	月经周期	4/28
排卵情况	正常	染色体核型	46，XX
输卵管情况	双侧输卵管阻塞	其他特殊病史	无
基础 FSH	8.49 IU/L	基础 PRL	11.61 ng/ml
基础 LH	2.92 IU/L	基础 P	0.25 ng/ml
基础 E_2	43.49 pg/ml	AMH	1.17 ng/ml
基础 T	1.2 ng/ml		

男性伴侣

年龄	37 岁	染色体核型	46，XY
既往精液检查	少弱精	其他特殊病史	无

既往 IVF 治疗 / 本次新鲜周期

第一次 IVF	未妊娠	ICSI	未移植
第二次 IVF	无可利用胚胎		

试管当天精液化验情况

禁欲天数	2 天	a+b	15%
体积	3.5 ml	c	15%
浓度	8～10 条/HP	d	70%

刺激周期

方案	拮抗剂方案	受精方式	ICSI
窦卵泡数	13 个	获卵数	11 枚
促排卵药物 FSH	rFSH	MⅡ卵数（ICSI）	7 枚
总剂量	2325 IU	受精率	100%
刺激天数	8 天	卵裂率	100%
扳机日 E_2	2529 pg/ml	可利用囊胚形成率	71.4%
扳机日 LH	1.39 IU/L		
扳机日 P	1.52 ng/ml		
扳机日≥12 mm 卵泡数	16 个		

本次冻融囊胚移植情况

刺激方案	替代周期
内膜厚度	10 mm
是否人工皱缩	是
囊胚发育天数	5 天
是否存活	是
是否辅助孵化	是
囊胚冷冻时间	54 天
解冻后与移植间隔	191 分钟
结局	未妊娠

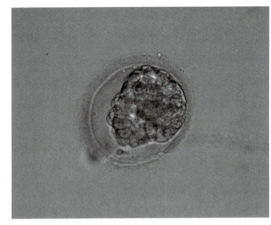

解冻后 -0 分钟（×200）

冷冻前囊胚评价：4AA

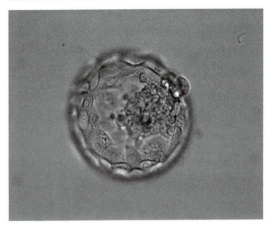

冷冻前 - 内细胞团（×200）

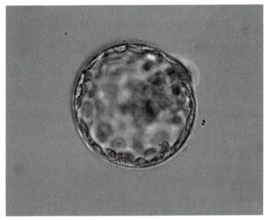

冷冻前 - 滋养层（×200）

移植前囊胚

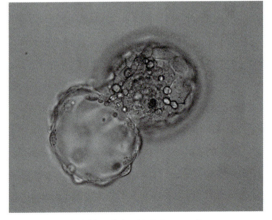

移植前 - 内细胞团（×200）

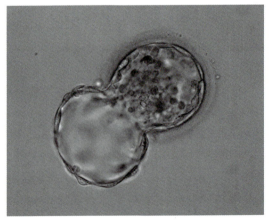

移植前 - 滋养层（×200）

案例 2

女性

年龄	32 岁	BMI	18.7 kg/m^2
不孕年限	1.5 年	不孕类型	原发性不孕症
不孕诊断	输卵管因素 男方少弱精子症	月经周期	3/30
排卵情况	正常	染色体核型	46，XX
输卵管情况	双侧峡部阻塞	其他特殊病史	无
基础 FSH	8.16 IU/L	基础 T	0.52 ng/ml
基础 LH	7.11 IU/L	基础 P	0.47 ng/ml
基础 E$_2$	44 pg/ml	AMH	5.19 ng/ml

男性伴侣

年龄	36 岁	染色体核型	46，XY
既往精液检查	少弱精	其他特殊病史	无

既往 IVF 治疗		本次新鲜周期	
无		ICSI	未移植

试管当天精液化验情况

禁欲天数	6 天	a+b	20%
体积	2.5 ml	c	10%
浓度	6～8 条/HP	d	70%

刺激周期

方案	拮抗剂方案	受精方式	ICSI
窦卵泡数	11 个	获卵数	17 枚
促排卵药物 FSH	rFSH	M Ⅱ 卵数（ICSI）	13 枚
总剂量	1800 IU	受精率	76.9%
刺激天数	8 天	卵裂率	100%
扳机日 E$_2$	4135 pg/ml	可利用囊胚形成率	55.6%
扳机日 LH	5.22 IU/L		
扳机日 P	0.83 ng/ml		
扳机日 ≥ 12 mm 卵泡数	14 个		

本次冻融囊胚移植情况

刺激方案	替代周期
内膜厚度	11 mm
是否人工皱缩	是
囊胚发育天数	6 天
是否存活	是
是否辅助孵化	否
囊胚冷冻时间	62 天
解冻后与移植间隔	115 分钟
结局	临床妊娠

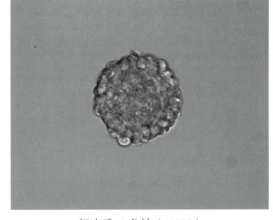

解冻后 - 0 分钟（×200）

冷冻前囊胚评价：6AA

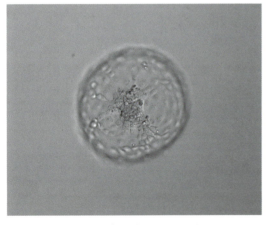

冷冻前 - 内细胞团（×200）

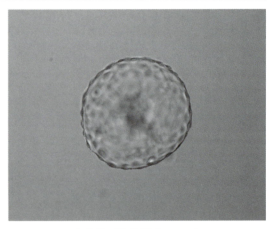

冷冻前 - 滋养层（×200）

移植前囊胚

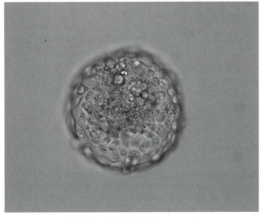

移植前 - 内细胞团（×200）

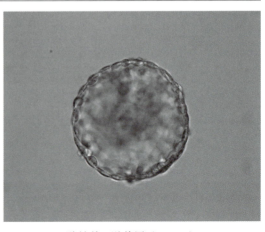

移植前 - 滋养层（×200）

案例 3

女性

年龄	34 岁	BMI	22.4 kg/m²
不孕年限	5 年	不孕类型	原发性不孕症
不孕诊断	男方弱精子症 输卵管因素	月经周期	4/24
排卵情况	正常	染色体核型	46，XX
输卵管情况	欠通畅	其他特殊病史	腹腔镜下输卵管整形术
基础 FSH	8.59 IU/L	基础 PRL	10.54 ng/ml
基础 LH	3.70 IU/L	基础 P	0.28 ng/ml
基础 E_2	48 pg/ml	AMH	2.24 ng/ml
基础 T	0.1 ng/ml	TSH	6.5 μIU/ml

男性伴侣

年龄	35 岁	染色体核型	46，XY
既往精液检查	弱精	其他特殊病史	无

既往 IVF 治疗		**本次新鲜周期**	
无		ICSI	未移植

试管当天精液化验情况

禁欲天数	6 天	a+b	11%
体积	3.0 ml	c	15%
浓度	10×10⁶/ml	d	74%

刺激周期

方案	拮抗剂方案	受精方式	ICSI
窦卵泡数	6 个	获卵数	15 枚
促排卵药物 FSH	rFSH+HMG	MⅡ卵数（ICSI）	11 枚
总剂量	3075 IU	受精率	100%
刺激天数	11 天	卵裂率	90.9%
扳机日 E_2	6135 pg/ml	可利用囊胚形成率	57.1%
扳机日 LH	0.37 IU/L		
扳机日 P	1.15 ng/ml		
扳机日≥12 mm 卵泡数	14 个		

本次冻融囊胚移植情况

刺激方案	替代周期
内膜厚度	10 mm
是否人工皱缩	是
囊胚发育天数	5 天
是否存活	是
是否辅助孵化	是
囊胚冷冻时间	69 天
解冻后与移植间隔	113 分钟
结局	临床妊娠

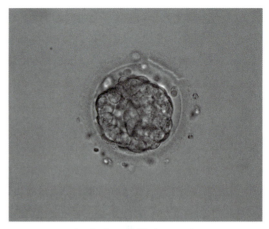

解冻后 -0 分钟（×200）

冷冻前囊胚评价：3AA

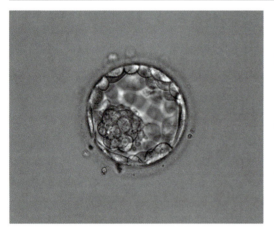

冷冻前 - 内细胞团（×200）

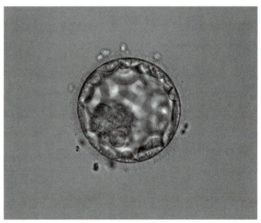

冷冻前 - 滋养层（×200）

移植前囊胚

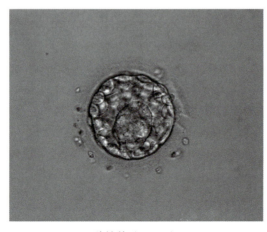

移植前（×200）

案例 4

女性

年龄	27 岁	BMI	25.6 kg/m²
不孕年限	2 年	不孕类型	原发性不孕症
不孕诊断	男方少弱精子症 输卵管因素	月经周期	6/28
排卵情况	正常	染色体核型	46，XX
输卵管情况	欠通畅	其他特殊病史	无
基础 FSH	5.92 IU/L	基础 PRL	16.53 ng/ml
基础 LH	3.47 IU/L	基础 P	0.47 ng/ml
基础 E_2	59 pg/ml	AMH	3.66 ng/ml
基础 T	0.39 ng/ml	TSH	2.56 μIU/ml

男性伴侣

年龄	27 岁	染色体核型	46，XY
既往精液检查	少弱精	其他特殊病史	无

### 既往 IVF 治疗		本次新鲜周期	
无		ICSI	未移植

试管当天精液化验情况

禁欲天数	3 天	a+b	9%
体积	6.0 ml	c	9%
浓度	$8×10^6$/ml	d	82%

刺激周期

方案	长方案	受精方式	ICSI
窦卵泡数	14 个	获卵数	14 枚
促排卵药物 FSH	rFSH	MⅡ卵数（ICSI）	13 枚
总剂量	1650 IU	受精率	61.5%
刺激天数	11 天	卵裂率	100%
扳机日 E_2	4114 pg/ml	可利用囊胚形成率	20%
扳机日 LH	2.58 IU/L		
扳机日 P	1.37 ng/ml		
扳机日≥12 mm 卵泡数	12 个		

本次冻融囊胚移植情况

刺激方案	替代周期
内膜厚度	12 mm
是否人工皱缩	是
囊胚发育天数	6 天
是否存活	是
是否辅助孵化	是
囊胚冷冻时间	85 天
解冻后与移植间隔	237 分钟
结局	未妊娠

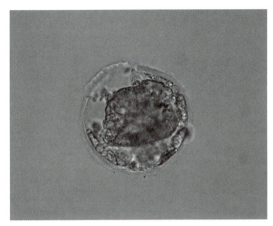

解冻后 -0 分钟（×200）

冷冻前囊胚评价：4AB

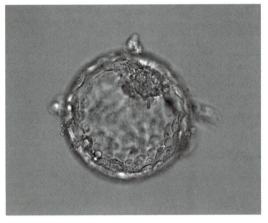

冷冻前 - 内细胞团（×200）

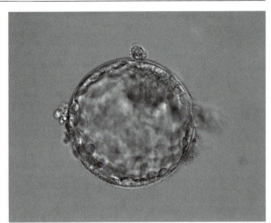

冷冻前 - 滋养层（×200）

移植前囊胚

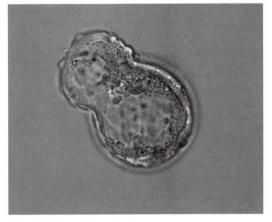

移植前 - 内细胞团（×200）

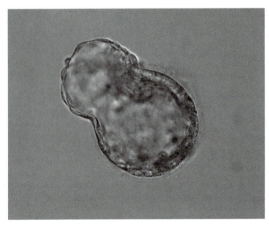

移植前 - 滋养层（×200）

案例 5

女性

年龄	23 岁	BMI	16.9 kg/m^2
不孕年限	2 年	不孕类型	继发性不孕症
不孕诊断	子宫内膜异位症 男方弱精子症	月经周期	6/30
排卵情况	正常	染色体核型	46，XX
输卵管情况	左侧僵硬、欠通畅 右侧切除	其他特殊病史	右侧输卵管妊娠
基础 FSH	9.99 IU/L	基础 PRL	18.48 ng/ml
基础 LH	5.35 IU/L	基础 P	0.63 ng/ml
基础 E$_2$	46 pg/ml	AMH	4.81 ng/ml
基础 T	0.41 ng/ml	TSH	1.2 μIU/ml

男性伴侣

年龄	25 岁	染色体核型	46，XY
既往精液检查	弱精	其他特殊病史	无

既往 IVF 治疗		本次新鲜周期	
无		IVF	未移植

试管当天精液化验情况

禁欲天数	3 天	a+b	46%
体积	3.0 ml	c	11%
浓度	45×10^6/ml	d	43%

刺激周期

方案	长方案	受精方式	IVF
窦卵泡数	20 个	获卵数	14 枚
促排卵药物 FSH	rFSH+HMG	MⅡ卵数（ICSI）	NA
总剂量	1575 IU	受精率	85.7%
刺激天数	11 天	卵裂率	100%
扳机日 E$_2$	8690 pg/ml	可利用囊胚形成率	50%
扳机日 LH	2 IU/L		
扳机日 P	1.79 ng/ml		
扳机日≥12 mm 卵泡数	13 个		

本次冻融囊胚移植情况

刺激方案	替代周期
内膜厚度	8.7 mm
是否人工皱缩	是
囊胚发育天数	5 天
是否存活	是
是否辅助孵化	是
囊胚冷冻时间	73 天
解冻后与移植间隔	253 分钟
结局	临床妊娠

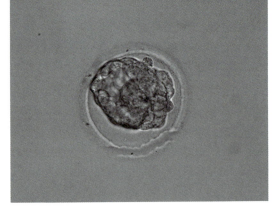

解冻后 -0 分钟（×200）

冷冻前囊胚评价：4AB

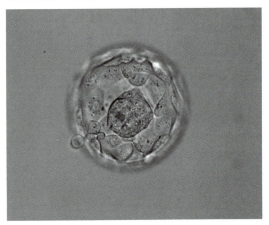

冷冻前 - 内细胞团（×200）

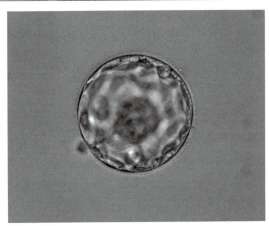

冷冻前 - 滋养层（×200）

移植前囊胚

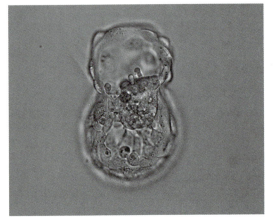

移植前 - 内细胞团（×200）

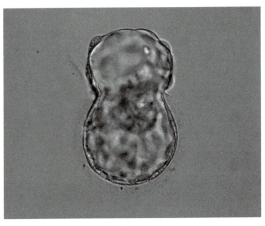

移植前 - 滋养层（×200）

案例 6

女性

年龄	31 岁	BMI	21 kg/m^2
不孕年限	3 年	不孕类型	继发性不孕症
不孕诊断	输卵管因素 男方弱精子症	月经周期	6/30～32
排卵情况	正常	染色体核型	46，XX
输卵管情况	双侧阻塞	其他特殊病史	无
基础 FSH	6.42 IU/L	基础 PRL	7.93 ng/ml
基础 LH	5.55 IU/L	基础 P	0.53 ng/ml
基础 E$_2$	45 pg/ml	AMH	3.8 ng/ml
基础 T	0.41 ng/ml	TSH	2.88 μIU/ml

男性伴侣

年龄	45 岁	染色体核型	46，XY
既往精液检查	弱精	其他特殊病史	无

既往 IVF 治疗		本次新鲜周期	
无		IVF	未移植

试管当天精液化验情况

禁欲天数	9 天	a+b	28%
体积	3.0 ml	c	15%
浓度	30×10^6/ml	d	57%

刺激周期

方案	超长方案	受精方式	IVF
窦卵泡数	13 个	获卵数	20 枚
促排卵药物 FSH	rFSH+HMG	M Ⅱ 卵数（ICSI）	NA
总剂量	2512 IU	受精率	45%
刺激天数	12 天	卵裂率	100%
扳机日 E$_2$	8014 pg/ml	可利用囊胚形成率	33.3%
扳机日 LH	0.21 IU/L		
扳机日 P	1.48 ng/ml		
扳机日≥12 mm 卵泡数	22 个		

本次冻融囊胚移植情况

刺激方案	替代周期
内膜厚度	7 mm
是否人工皱缩	是
囊胚发育天数	6 天
是否存活	是
是否辅助孵化	是
囊胚冷冻时间	90 天
解冻后与移植间隔	157 分钟
结局	临床妊娠

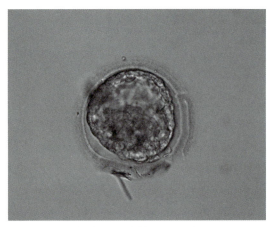

解冻后 -0 分钟（×200）

冷冻前囊胚评价：4BA

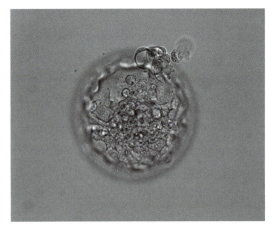

冷冻前 - 内细胞团（×200）

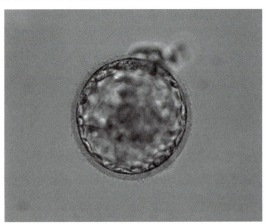

冷冻前 - 滋养层（×200）

移植前囊胚

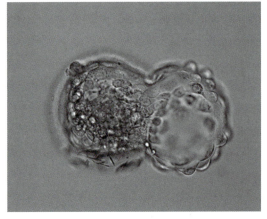

移植前 - 内细胞团（×200）

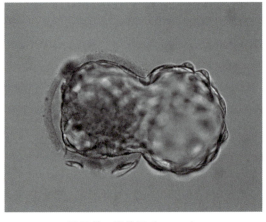

移植前 - 滋养层（×200）

案例 7

女性

年龄	37 岁	BMI	19.2 kg/m²
不孕年限	2 年	不孕类型	继发性不孕症
不孕诊断	男方少弱精子症 排卵障碍	月经周期	5～6/33～40
排卵情况	排卵稀发	染色体核型	46，XX
输卵管情况	通畅	其他特殊病史	甲亢
基础 FSH	7.88 IU/L	基础 PRL	10.74 ng/ml
基础 LH	3.05 IU/L	基础 P	0.64 ng/ml
基础 E_2	44 pg/ml	AMH	2.79 ng/ml
基础 T	0.52 ng/ml	TSH	2.91 μIU/ml

男性伴侣

年龄	39 岁	染色体核型	46，XY
既往精液检查	少弱精	其他特殊病史	无

既往 IVF 治疗		**本次新鲜周期**	
无		ICSI	未移植

试管当天精液化验情况

禁欲天数	6 天	a+b	20%
体积	5.0 ml	c	20%
浓度	4～6 条/HP	d	60%

刺激周期

方案	拮抗剂方案	受精方式	ICSI
窦卵泡数	19 个	获卵数	11 枚
促排卵药物 FSH	uFSH+HMG	M Ⅱ 卵数（ICSI）	7 枚
总剂量	2137.5 IU	受精率	77.8%
刺激天数	10 天	卵裂率	100%
扳机日 E_2	4795 pg/ml	可利用囊胚形成率	42.9%
扳机日 LH	3.13 IU/L		
扳机日 P	1.47 ng/ml		
扳机日≥12 mm 卵泡数	21 个		

本次冻融囊胚移植情况

刺激方案	替代周期
内膜厚度	9 mm
是否人工皱缩	是
囊胚发育天数	6 天
是否存活	是
是否辅助孵化	是
囊胚冷冻时间	71 天
解冻后与移植间隔	107 分钟
结局	临床妊娠

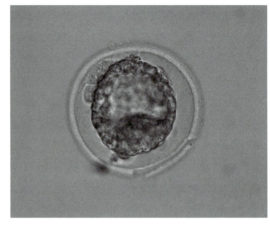

解冻后 -0 分钟（×200）

冷冻前囊胚评价：4AA

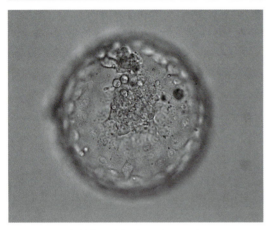

冷冻前 - 内细胞团（×200）

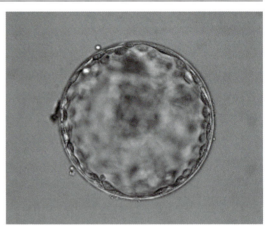

冷冻前 - 滋养层（×200）

移植前囊胚

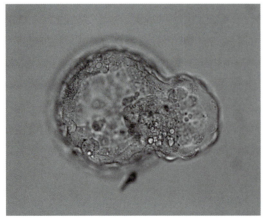

移植前 - 内细胞团（×200）

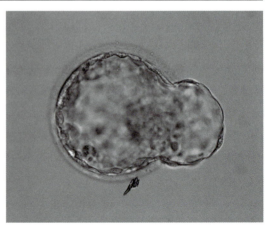

移植前 - 滋养层（×200）

案例 8

女性

年龄	32 岁	BMI	23.2 kg/m²
不孕年限	4 年	不孕类型	原发性不孕症
不孕诊断	男方弱精子症 输卵管因素	月经周期	7/29～31
排卵情况	正常	染色体核型	46，XX
输卵管情况	欠通畅	其他特殊病史	无
基础 FSH	10.59 IU/L	基础 PRL	7.32 ng/ml
基础 LH	4.11 IU/L	基础 P	0.7 ng/ml
基础 E_2	57 pg/ml	AMH	5.56 ng/ml
基础 T	0.42 ng/ml	TSH	2.83 μIU/ml

男性伴侣

年龄	32 岁	染色体核型	46，XY
既往精液检查	弱精	其他特殊病史	无

既往 IVF 治疗 / 本次新鲜周期

既往 IVF 治疗		本次新鲜周期	
无		ICSI	未移植

试管当天精液化验情况

禁欲天数	5 天	a+b	15%
体积	4.0 ml	c	10%
浓度	65×10⁶/ml	d	75%

刺激周期

方案	拮抗剂方案	受精方式	ICSI
窦卵泡数	7 个	获卵数	10 枚
促排卵药物 FSH	rFSH	MⅡ卵数（ICSI）	8 枚
总剂量	2025 IU	受精率	75%
刺激天数	9 天	卵裂率	100%
扳机日 E_2	3027 pg/ml	可利用囊胚形成率	50%
扳机日 LH	2.49 IU/L		
扳机日 P	1.89 ng/ml		
扳机日≥12 mm 卵泡数	8 个		

本次冻融囊胚移植情况

刺激方案	自然周期
内膜厚度	10 mm
是否人工皱缩	是
囊胚发育天数	5 天
是否存活	是
是否辅助孵化	是
囊胚冷冻时间	28 天
解冻后与移植间隔	49 分钟
结局	临床妊娠

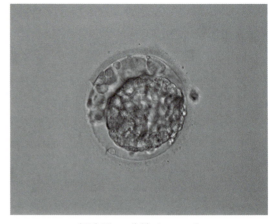

解冻后 -0 分钟（×200）

冷冻前囊胚评价：4BA

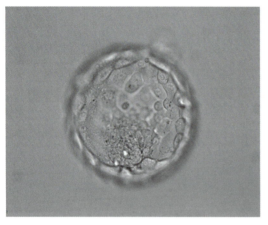

冷冻前 - 内细胞团（×200）

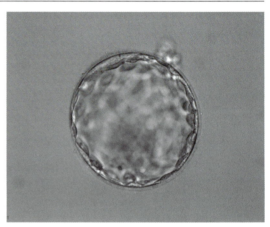

冷冻前 - 滋养层（×200）

移植前囊胚

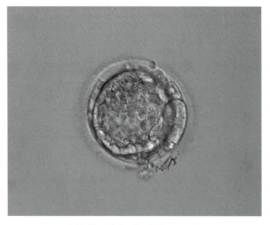

移植前 - 内细胞团（×200）

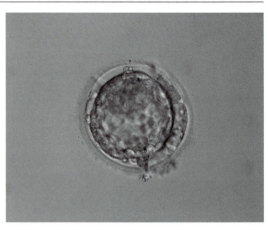

移植前 - 滋养层（×200）

案例 9

女性

年龄	31 岁	BMI	27.9 kg/m^2
不孕年限	3 年	不孕类型	原发性不孕症
不孕诊断	多囊卵巢综合征 输卵管因素 男方少弱精子症	月经周期	4～6/30～240
排卵情况	无排卵	染色体核型	46，XX
输卵管情况	右阻塞、左欠通畅	其他特殊病史	无
基础 FSH	5.73 IU/L	基础 PRL	8.11 ng/ml
基础 LH	3.42 IU/L	基础 P	0.37 ng/ml
基础 E$_2$	59 pg/ml	AMH	10.89 ng/ml
基础 T	0.32 ng/ml	TSH	1.96 μIU/ml

男性伴侣

年龄	29 岁	染色体核型	46，XY
既往精液检查	少弱精	其他特殊病史	无

既往 IVF 治疗		本次新鲜周期	
无		ICSI	未移植

试管当天精液化验情况

禁欲天数	4 天	a+b	30%
体积	2.0 ml	c	20%
浓度	5～6 条/HP	d	50%

刺激周期

方案	拮抗剂方案	受精方式	ICSI
窦卵泡数	60 个	获卵数	12 枚
促排卵药物 FSH	uFSH	MⅡ卵数（ICSI）	5 枚
总剂量	2475 IU	受精率	60%
刺激天数	13 天	卵裂率	100%
扳机日 E$_2$	3139 pg/ml	可利用囊胚形成率	50%
扳机日 LH	1.66 IU/L		
扳机日 P	1.29 ng/ml		
扳机日 ≥ 12 mm 卵泡数	26 个		

本次冻融囊胚移植情况

刺激方案	替代周期
内膜厚度	8.3 mm
是否人工皱缩	是
囊胚发育天数	6 天
是否存活	是
是否辅助孵化	是
囊胚冷冻时间	75 天
解冻后与移植间隔	205 分钟
结局	生化妊娠

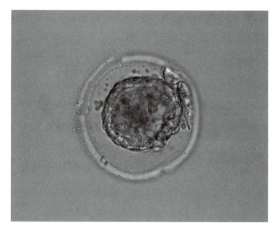

解冻后 -0 分钟（×200）

冷冻前囊胚评价：4BA

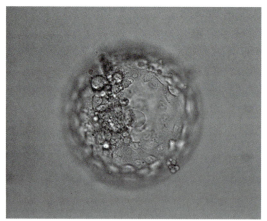

冷冻前 - 内细胞团（×200）

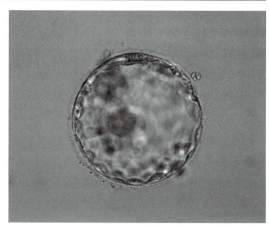

冷冻前 - 滋养层（×200）

移植前囊胚

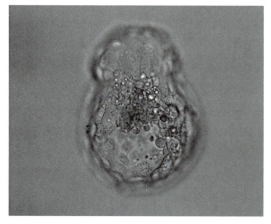

移植前 - 内细胞团（×200）

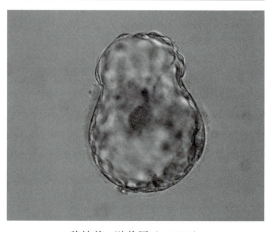

移植前 - 滋养层（×200）

案例 10

女性

年龄	36 岁	BMI	24 kg/m²
不孕年限	7 年	不孕类型	原发性不孕症
不孕诊断	输卵管因素 多囊卵巢综合征 男方弱精子症	月经周期	7/30～120
排卵情况	无排卵	染色体核型	46，XX
输卵管情况	双侧阻塞	其他特殊病史	无
基础 FSH	5.98 IU/L	基础 PRL	7.8 ng/ml
基础 LH	3.15 IU/L	基础 P	0.16 ng/ml
基础 E_2	41 pg/ml	AMH	3.38 ng/ml
基础 T	0.26 ng/ml	TSH	2.42 μIU/ml

男性伴侣

年龄	38 岁	染色体核型	46，XY
既往精液检查	弱精	其他特殊病史	无

既往 IVF 治疗		本次新鲜周期	
无		ICSI	未移植

试管当天精液化验情况

禁欲天数	5 天	a+b	10%
体积	2.0 ml	c	10%
浓度	15×10⁶/ml	d	80%

刺激周期

方案	长方案	受精方式	ICSI
窦卵泡数	14 个	获卵数	19 枚
促排卵药物 FSH	uFSH+HMG	MⅡ卵数（ICSI）	15 枚
总剂量	3225 IU	受精率	93.3%
刺激天数	12 天	卵裂率	100%
扳机日 E_2	4553 pg/ml	可利用囊胚形成率	71.4%
扳机日 LH	1.29 IU/L		
扳机日 P	0.55 ng/ml		
扳机日≥12 mm 卵泡数	18 个		

本次冻融囊胚移植情况

刺激方案	替代周期
内膜厚度	8.5 mm
是否人工皱缩	是
囊胚发育天数	5 天
是否存活	是
是否辅助孵化	是
囊胚冷冻时间	54 天
解冻后与移植间隔	43 分钟
结局	临床妊娠

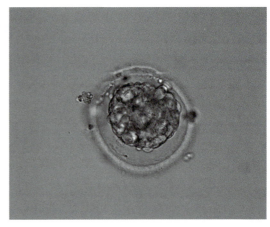

解冻后 -0 分钟（×200）

冷冻前囊胚评价：4AA

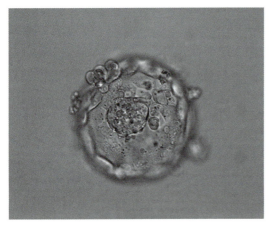

冷冻前 - 内细胞团（×200）

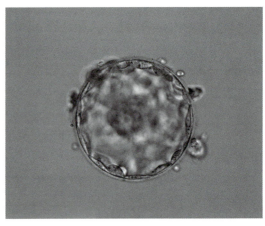

冷冻前 - 滋养层（×200）

移植前囊胚

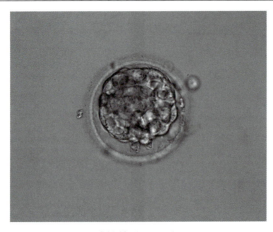

移植前（×200）

案例 11

女性

年龄	30 岁	BMI	29.3 kg/m^2
不孕年限	4 年	不孕类型	原发性不孕症
不孕诊断	男方弱精子症 输卵管因素	月经周期	5/28
排卵情况	正常	染色体核型	46，XX
输卵管情况	欠通畅	其他特殊病史	结核性胸膜炎
基础 FSH	7.38 IU/L	基础 PRL	15.15 ng/ml
基础 LH	4.23 IU/L	基础 P	1.97 ng/ml
基础 E$_2$	61 pg/ml	AMH	1.93 ng/ml
基础 T	0.47 ng/ml	TSH	1.19 μIU/ml

男性伴侣

年龄	27 岁	染色体核型	46，XY
既往精液检查	弱精	其他特殊病史	无

既往 IVF 治疗

无		本次新鲜周期	
		ICSI	未移植

试管当天精液化验情况

禁欲天数	2 天	a+b	18%
体积	2.0 ml	c	22%
浓度	15×10^6/ml	d	60%

刺激周期

方案	拮抗剂方案	受精方式	ICSI
窦卵泡数	16 个	获卵数	8 枚
促排卵药物 FSH	rFSH	M Ⅱ 卵数（ICSI）	8 枚
总剂量	2025 IU	受精率	87.5%
刺激天数	9 天	卵裂率	100%
扳机日 E$_2$	1389 pg/ml	可利用囊胚形成率	85.7%
扳机日 LH	2.79 IU/L		
扳机日 P	1.2 ng/ml		
扳机日≥12 mm 卵泡数	12 个		

本次冻融囊胚移植情况

刺激方案	替代周期
内膜厚度	9 mm
是否人工皱缩	是
囊胚发育天数	5 天
是否存活	是
是否辅助孵化	是
囊胚冷冻时间	58 天
解冻后与移植间隔	136 分钟
结局	临床妊娠

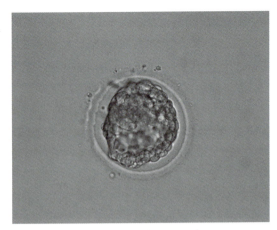

解冻后 -0 分钟（×200）

冷冻前囊胚评价：4AA

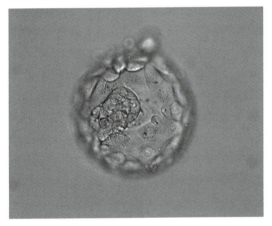

冷冻前 - 内细胞团（×200）

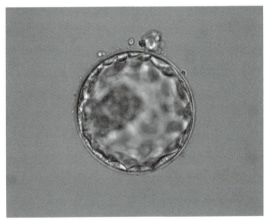

冷冻前 - 滋养层（×200）

移植前囊胚

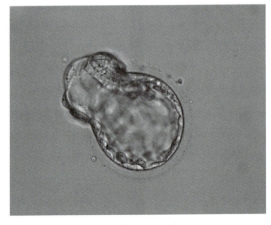

移植前（×200）

案例 12

女性

年龄	31 岁	BMI	26.9 kg/m²
不孕年限	2.5 年	不孕类型	原发性不孕症
不孕诊断	男方弱精子症 输卵管因素	月经周期	5～6/30
排卵情况	正常	染色体核型	46，XX
输卵管情况	不通畅	其他特殊病史	无
基础 FSH	8.55 IU/L	基础 PRL	32.27 ng/ml
基础 LH	6.49 IU/L	基础 P	0.09 ng/ml
基础 E_2	35.7 pg/ml	AMH	2.28 ng/ml
基础 T	0.29 ng/ml		

男性伴侣

年龄	33 岁	染色体核型	46，XY
既往精液检查	弱精	其他特殊病史	无

### 既往 IVF 治疗		本次新鲜周期	
无		ICSI	未移植

试管当天精液化验情况

禁欲天数	4 天	a+b	11%
体积	2.0 ml	c	12%
浓度	40×10⁶/ml	d	77%

刺激周期

方案	长方案	受精方式	ICSI
窦卵泡数	11 个	获卵数	11 枚
促排卵药物 FSH	rFSH	MⅡ卵数（ICSI）	8 枚
总剂量	2250 IU	受精率	87.5%
刺激天数	10 天	卵裂率	100%
扳机日 E_2	3417 pg/ml	可利用囊胚形成率	57.1%
扳机日 LH	2.97 IU/L		
扳机日 P	0.91 ng/ml		
扳机日≥12 mm 卵泡数	13 个		

本次冻融囊胚移植情况

刺激方案	替代周期
内膜厚度	8 mm
是否人工皱缩	是
囊胚发育天数	6 天
是否存活	是
是否辅助孵化	否
囊胚冷冻时间	64 天
解冻后与移植间隔	144 分钟
结局	临床妊娠

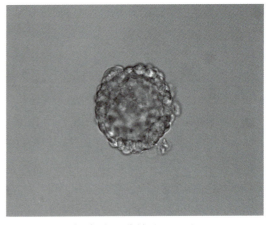

解冻后 -0 分钟（×200）

冷冻前囊胚评价：6AA

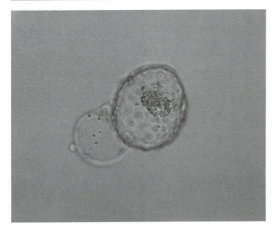

冷冻前 - 内细胞团（×100）

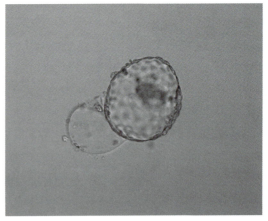

冷冻前 - 滋养层（×100）

移植前囊胚

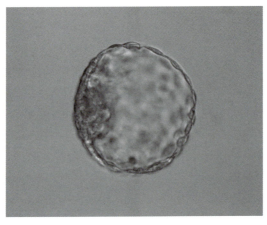

移植前（×200）

案例 13

女性

年龄	31 岁	BMI	19.8 kg/m^2
不孕年限	1 年	不孕类型	继发性不孕症
不孕诊断	卵巢储备功能下降 男方弱精子症	月经周期	2～4/28～30
排卵情况	小卵泡排卵	染色体核型	46，XX
输卵管情况	通畅	其他特殊病史	无
基础 FSH	6.57 IU/L	基础 PRL	14.93 ng/ml
基础 LH	4.93 IU/L	基础 P	0.35 ng/ml
基础 E_2	25 pg/ml	AMH	0.87 ng/ml
基础 T	0.30 ng/ml	TSH	1.88 μIU/ml

男性伴侣

年龄	33 岁	染色体核型	46，XY
既往精液检查	弱精	其他特殊病史	无

既往 IVF 治疗

	本次新鲜周期	
无	ICSI	未移植

试管当天精液化验情况

禁欲天数	5 天	a+b	9%
体积	4.0 ml	c	7%
浓度	50×10^6/ml	d	84%

刺激周期

方案	拮抗剂方案	受精方式	ICSI
窦卵泡数	4 个	获卵数	7 枚
促排卵药物 FSH	rFSH	MⅡ卵数（ICSI）	6 枚
总剂量	2400 IU	受精率	66.7%
刺激天数	8 天	卵裂率	100%
扳机日 E_2	805 pg/ml	可利用囊胚形成率	100%
扳机日 LH	1.37 IU/L		
扳机日 P	0.74 ng/ml		
扳机日≥12 mm 卵泡数	5 个		

本次冻融囊胚移植情况

刺激方案	自然周期
内膜厚度	9 mm
是否人工皱缩	是
囊胚发育天数	5 天
是否存活	是
是否辅助孵化	是
囊胚冷冻时间	82 天
解冻后与移植间隔	117 分钟
结局	临床妊娠

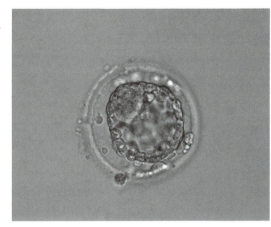

解冻后 -0 分钟（×200）

冷冻前囊胚评价：4AA

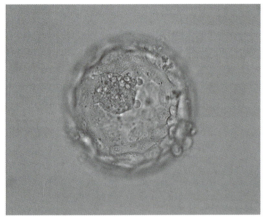

冷冻前 - 内细胞团（×200）

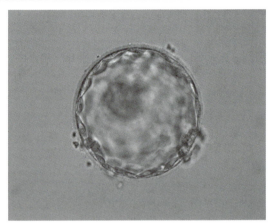

冷冻前 - 滋养层（×200）

移植前囊胚

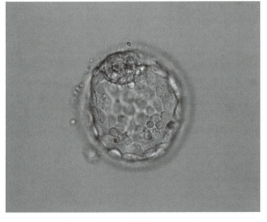

移植前 - 内细胞团（×200）

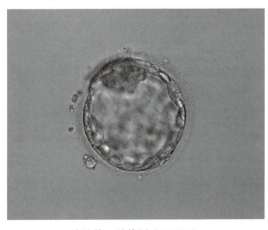

移植前 - 滋养层（×200）

案例 14

女性

年龄	33 岁	BMI	19.6 kg/m²
不孕年限	3 年	不孕类型	继发性不孕症
不孕诊断	男方严重少弱精子症 输卵管因素	月经周期	3～4/30
排卵情况	正常	染色体核型	46，XX
输卵管情况	左侧切除、右侧阻塞	其他特殊病史	无
基础 FSH	6.45 IU/L	基础 PRL	9.71 ng/ml
基础 LH	7.41 IU/L	基础 P	0.64 ng/ml
基础 E_2	70 pg/ml	AMH	3.74 ng/ml
基础 T	0.50 ng/ml	TSH	1.22 μIU/ml

男性伴侣

年龄	34 岁	染色体核型	46，XY
既往精液检查	严重少弱精子症	其他特殊病史	无

既往 IVF 治疗 本次新鲜周期

无	ICSI	未移植

试管当天精液化验情况

禁欲天数	5 天	a+b	20%
体积	5.0 ml	c	5%
浓度	0～1 条/HP	d	75%

刺激周期

方案	拮抗剂方案	受精方式	ICSI
窦卵泡数	16 个	获卵数	22 枚
促排卵药物 FSH	rFSH	MⅡ卵数（ICSI）	19 枚
总剂量	1125 IU	受精率	78.9%
刺激天数	9 天	卵裂率	93.3%
扳机日 E_2	6390 pg/ml	可利用囊胚形成率	64.3%
扳机日 LH	4.99 IU/L		
扳机日 P	2.28 ng/ml		
扳机日≥12 mm 卵泡数	21 个		

本次冻融囊胚移植情况

刺激方案	替代周期
内膜厚度	8.5mm
是否人工皱缩	是
囊胚发育天数	5 天
是否存活	是
是否辅助孵化	是
囊胚冷冻时间	28 天
解冻后与移植间隔	71 分钟
结局	临床妊娠

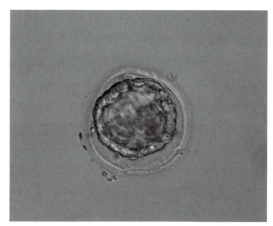

解冻后 -0 分钟（×200）

冷冻前囊胚评价：4AA

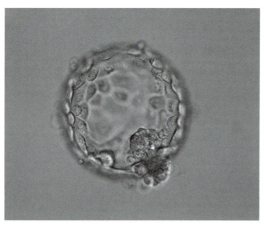

冷冻前 - 内细胞团（×200）

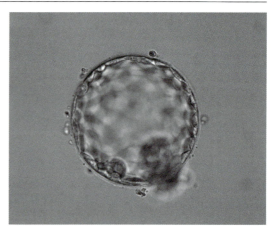

冷冻前 - 滋养层（×200）

移植前囊胚

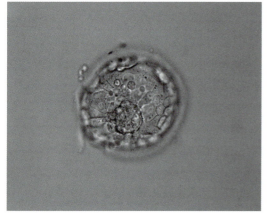

移植前 - 内细胞团（×200）

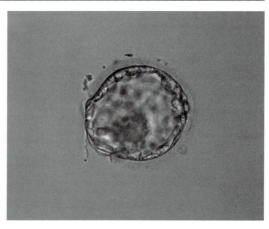

移植前 - 滋养层（×200）

案例 15

女性

年龄	29 岁	BMI	33.2 kg/m²
不孕年限	3 年	不孕类型	原发性不孕症
不孕诊断	男方弱精子症 输卵管因素	月经周期	6/28～30
排卵情况	正常	染色体核型	46，XX
输卵管情况	左侧通畅、右侧阻塞	其他特殊病史	无
基础 FSH	6.26 IU/L	基础 PRL	15.07 ng/ml
基础 LH	1.44 IU/L	基础 P	0.64 ng/ml
基础 E_2	22 pg/ml	AMH	1.78 ng/ml
基础 T	0.43 ng/ml	TSH	3.02 μIU/ml

男性伴侣

年龄	30 岁	染色体核型	46，XY
既往精液检查	弱精	其他特殊病史	无

既往 IVF 治疗		本次新鲜周期	
无		ICSI	未移植

试管当天精液化验情况

禁欲天数	5 天	a+b	13%
体积	2.0 ml	c	10%
浓度	23×10⁶/ml	d	77%

刺激周期

方案	微刺激方案	受精方式	ICSI
窦卵泡数	6 个	获卵数	4 枚
促排卵药物 FSH	CC+rFSH	MⅡ卵数（ICSI）	4 枚
总剂量	75 mg+2325 IU	受精率	100%
刺激天数	8 天	卵裂率	100%
扳机日 E_2	709 pg/ml	可利用囊胚形成率	50%
扳机日 LH	2.52 IU/L		
扳机日 P	0.87 ng/ml		
扳机日≥12 mm 卵泡数	8 个		

本次冻融囊胚移植情况

刺激方案	替代周期
内膜厚度	10 mm
是否人工皱缩	是
囊胚发育天数	6 天
是否存活	是
是否辅助孵化	是
囊胚冷冻时间	24 天
解冻后与移植间隔	149 分钟
结局	临床妊娠

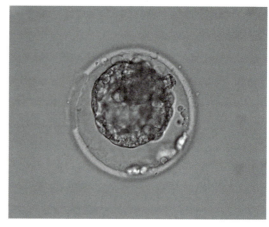

解冻后 -0 分钟（×200）

冷冻前囊胚评价：4AA

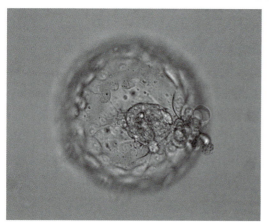

冷冻前 - 内细胞团（×200）

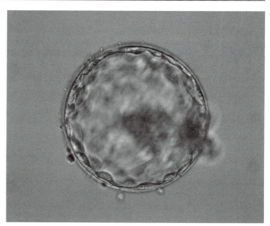

冷冻前 - 滋养层（×200）

移植前囊胚

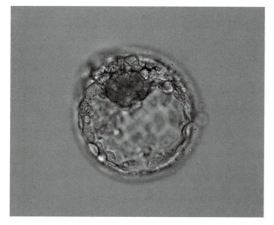

移植前 - 内细胞团（×200）

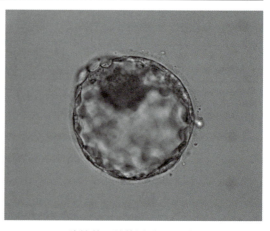

移植前 - 滋养层（×200）

案例 16

女性

年龄	22 岁	BMI	29.4 kg/m²
不孕年限	0.5 年	不孕类型	继发性不孕症
不孕诊断	输卵管因素 男方弱精子症	月经周期	4～5/28～30
排卵情况	正常	染色体核型	46，XX
输卵管情况	双侧切除	其他特殊病史	双侧输卵管妊娠
基础 FSH	7.89 IU/L	基础 PRL	3.77 ng/ml
基础 LH	3.49 IU/L	基础 P	0.35 ng/ml
基础 E_2	43 pg/ml	AMH	4.84 ng/ml
基础 T	0.62 ng/ml	TSH	2.06 μIU/ml

男性伴侣

年龄	28 岁	染色体核型	46，XY
既往精液检查	弱精	其他特殊病史	无

既往 IVF 治疗 / 本次新鲜周期

既往 IVF 治疗		本次新鲜周期	
无		IVF	未移植

试管当天精液化验情况

禁欲天数	3 天	a+b	25%
体积	3.0 ml	c	12%
浓度	97×10⁶/ml	d	63%

刺激周期

方案	拮抗剂方案	受精方式	IVF
窦卵泡数	18 个	获卵数	13 枚
促排卵药物 FSH	uFSH	MⅡ卵数（ICSI）	NA
总剂量	2625 IU	受精率	46.2%
刺激天数	10 天	卵裂率	100%
扳机日 E_2	2205 pg/ml	可利用囊胚形成率	66.7%
扳机日 LH	1.97 IU/L		
扳机日 P	0.95 ng/ml		
扳机日≥12 mm 卵泡数	13 个		

本次冻融囊胚移植情况

刺激方案	替代周期
内膜厚度	9 mm
是否人工皱缩	是
囊胚发育天数	5 天
是否存活	是
是否辅助孵化	是
囊胚冷冻时间	26 天
解冻后与移植间隔	148 分钟
结局	临床妊娠

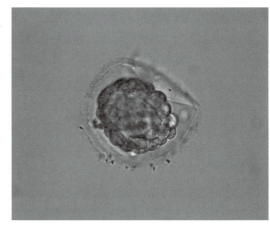

解冻后 -0 分钟（×200）

冷冻前囊胚评价：4AA

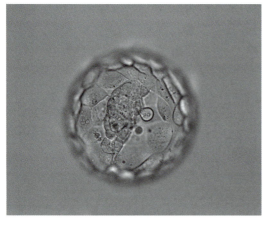

冷冻前 - 内细胞团（×200）

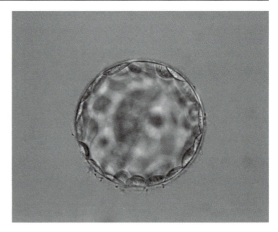

冷冻前 - 滋养层（×200）

移植前囊胚

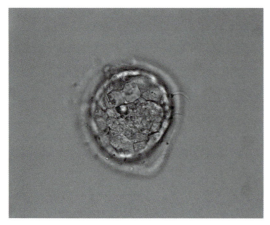

移植前 - 内细胞团（×200）

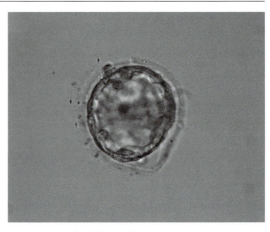

移植前 - 滋养层（×200）

案例 17

女性

年龄	33 岁	BMI	19.4 kg/m²
不孕年限	4 年	不孕类型	原发性不孕症
不孕诊断	输卵管因素 男方少弱精子症	月经周期	7/27 ~ 28
排卵情况	正常	染色体核型	46，XX
输卵管情况	左侧阻塞、右侧欠通畅	其他特殊病史	无
基础 FSH	5.25 IU/L	基础 PRL	15.69 ng/ml
基础 LH	1.21 IU/L	基础 P	0.53 ng/ml
基础 E_2	41 pg/ml	AMH	5.23 ng/ml
基础 T	0.16 ng/ml	TSH	2 μIU/ml

男性伴侣

年龄	36 岁	染色体核型	46，XY
既往精液检查	少弱精	其他特殊病史	无

既往 IVF 治疗		**本次新鲜周期**	
无		IVF	未移植

试管当天精液化验情况

禁欲天数	8 天	a+b	26%
体积	1.5 ml	c	4%
浓度	24×10⁶/ml	d	70%

刺激周期

方案	长方案	受精方式	IVF
窦卵泡数	8 个	获卵数	17 枚
促排卵药物 FSH	rFSH+HMG	M Ⅱ 卵数（ICSI）	NA
总剂量	1200 IU	受精率	70.6%
刺激天数	8 天	卵裂率	100%
扳机日 E_2	4800 pg/ml	可利用囊胚形成率	70%
扳机日 LH	1.97 IU/L		
扳机日 P	1.12 ng/ml		
扳机日 ≥ 12 mm 卵泡数	14 个		

本次冻融囊胚移植情况

刺激方案	替代周期
内膜厚度	9 mm
是否人工皱缩	是
囊胚发育天数	5 天
是否存活	是
是否辅助孵化	是
囊胚冷冻时间	26 天
解冻后与移植间隔	151 分钟
结局	临床妊娠

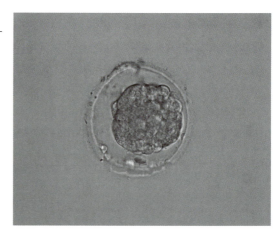

解冻后 -0 分钟（×200）

冷冻前囊胚评价：4AB

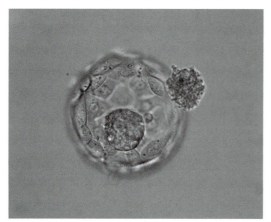

冷冻前 - 内细胞团（×200）

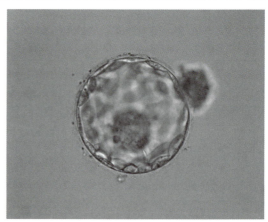

冷冻前 - 滋养层（×200）

移植前囊胚

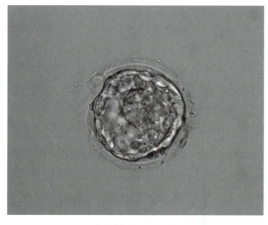

移植前（×200）

案例 18

女性

年龄	27 岁	BMI	26.3 kg/m²
不孕年限	3 年	不孕类型	原发性不孕症
不孕诊断	男方严重少弱精子症 多囊卵巢综合征	月经周期	6～7/30～60
排卵情况	无排卵	染色体核型	46, XX
输卵管情况	未查	其他特殊病史	无
基础 FSH	5.14 IU/L	基础 PRL	13.46 ng/ml
基础 LH	4.52 IU/L	基础 P	1.46 ng/ml
基础 E_2	60 pg/ml	AMH	16.48 ng/ml
基础 T	0.53 ng/ml	TSH	2.65 μIU/ml

男性伴侣

年龄	29 岁	染色体核型	46, XY
既往精液检查	严重少弱精	其他特殊病史	无

既往 IVF 治疗		本次新鲜周期	
无		ICSI	未移植

试管当天精液化验情况

禁欲天数	4 天	a+b	5%
体积	2.5 ml	c	5%
浓度	2～4 条/HP	d	90%

刺激周期

方案	拮抗剂方案	受精方式	ICSI
窦卵泡数	30 个	获卵数	2 枚
促排卵药物 FSH	rFSH	MⅡ卵数（ICSI）	NA
总剂量	1050 IU	受精率	100%
刺激天数	10 天	卵裂率	100%
扳机日 E_2	1453 pg/ml	可利用囊胚形成率	50%
扳机日 LH	0.39 IU/L		
扳机日 P	0.91 ng/ml		
扳机日≥12 mm 卵泡数	23 个		

本次冻融囊胚移植情况

刺激方案	替代周期
内膜厚度	9 mm
是否人工皱缩	是
囊胚发育天数	6 天
是否存活	是
是否辅助孵化	否
囊胚冷冻时间	34 天
解冻后与移植间隔	18 分钟
结局	未妊娠

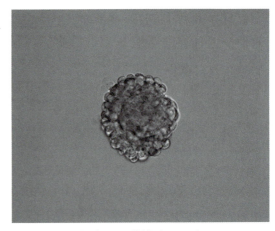

解冻后 -0 分钟（×200）

冷冻前囊胚评价：6AA

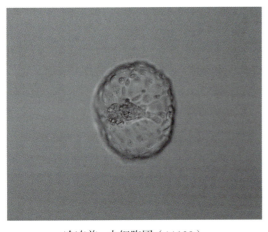

冷冻前 - 内细胞团（×100）

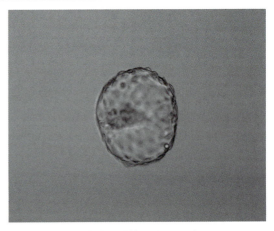

冷冻前 - 滋养层（×100）

移植前囊胚

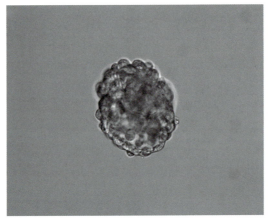

移植前（×200）

第七节 不明原因不孕与冻融囊胚形态学特征

案例 1

女性

年龄	32 岁	BMI	19.1 kg/m²
不孕年限	4 年	不孕类型	原发性不孕症
不孕诊断	不明原因？	月经周期	5/30
排卵情况	正常	染色体核型	46，XX
输卵管情况	通畅	其他特殊病史	无
基础 FSH	8.93 IU/L	基础 PRL	15.85 ng/ml
基础 LH	7.12 U/L	基础 P	0.4 ng/ml
基础 E_2	57 pg/ml	AMH	3.09 ng/ml
基础 T	0.23 ng/ml	TSH	3.47 μIU/ml

男性伴侣

年龄	32 岁	染色体核型	46，XY
既往精液检查	正常	其他特殊病史	无

既往 IVF 治疗 | 本次新鲜周期

既往 IVF 治疗	本次新鲜周期	
无	IVF	未移植

试管当天精液化验情况

禁欲天数	4 天	a+b	34%
体积	2.5 ml	c	13%
浓度	$45×10^6$/ml	d	53%

刺激周期

方案	长方案	受精方式	IVF
窦卵泡数	22 个	获卵数	13 枚
促排卵药物 FSH	rFSH	M Ⅱ 卵数（ICSI）	NA
总剂量	2250 IU	受精率	92.3%
刺激天数	11 天	卵裂率	91.7%
扳机日 E_2	8165 pg/ml	可利用囊胚形成率	75%
扳机日 LH	1.87 IU/L		
扳机日 P	2.39 ng/ml		
扳机日≥12 mm 卵泡数	11 个		

本次冻融囊胚移植情况

刺激方案	替代周期
内膜厚度	9 mm
是否人工皱缩	是
囊胚发育天数	5 天
是否存活	是
是否辅助孵化	否
囊胚冷冻时间	57 天
解冻后与移植间隔	142 分钟
结局	临床妊娠

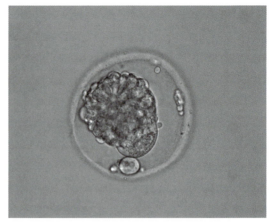

解冻后 -0 分钟（×200）

冷冻前囊胚评价：5AA

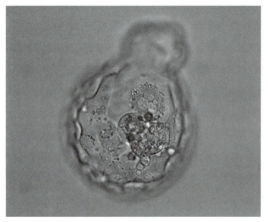

冷冻前 - 内细胞团（×200）

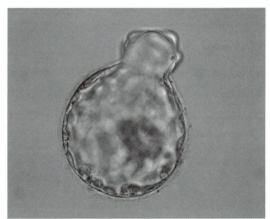

冷冻前 - 滋养层（×200）

移植前囊胚

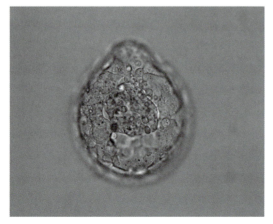

移植前 - 内细胞团（×200）

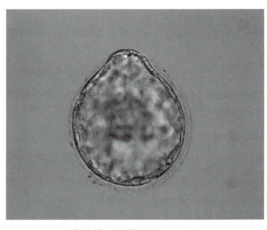

移植前 - 滋养层（×200）

第四章　异常或特殊囊胚形态学特征

本章节主要展示较为常见的特殊囊胚的形态学特征，包括：①细胞退化；② ICM 与 TE 桥接；③液泡或空泡样形态；④多点孵化。

一、细 胞 退 化

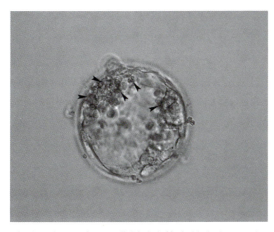

多处细胞呈黑色、退化样改变箭头所示（×200）

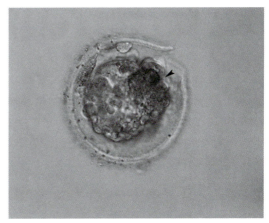

ICM 细胞多呈黑色、退化样改变箭头所示（×200）

二、ICM 与 TE 桥接

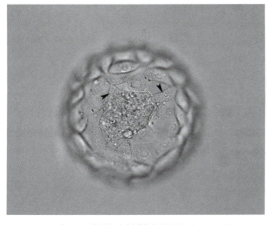

ICM 与 TE 桥状连接箭头所示（×200）

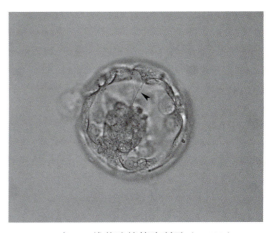

ICM 与 TE 线状连接箭头所示（×200）

三、液泡或空泡样形态

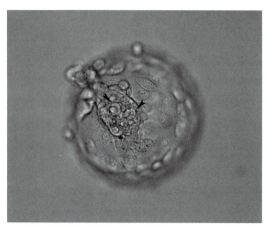

ICM 处可见液泡或空泡样形态箭头所示（×200）

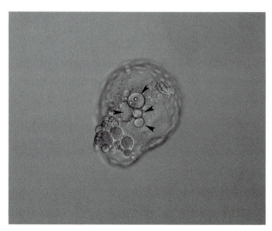

TE 处可见液泡或空泡样形态箭头所示（×100）

四、多点孵化

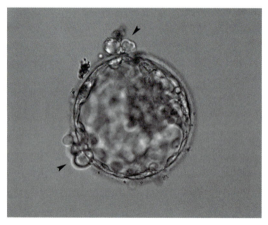

TE 两处细胞孵出箭头所示（×200）

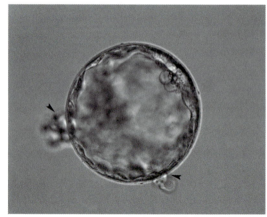

TE 两处细胞孵出箭头所示（×200）

缩 略 词

AMH	anti-Müllerian hormone	抗苗勒管激素
BG	blastocyst crades	囊胚等级
BMI	body mass index	体质指数
BSA	bovine serum albumin	牛血清白蛋白
CC	clomiphene citrate	氯米芬
D	day	天
DMSO	dimethyl sulfoxide	二甲基亚砜
E_2	estradiol	雌二醇
EG	ethylene glycol	乙二醇
ES	equilibration solution	平衡液
ESHRE	European Society of Human Reproduction and Embryology	欧洲人类生殖与胚胎协会
ET	embryo transfer	胚胎移植
FCS	fetal calf serum	胎牛血清
FSH	follicle stimulating hormone	促卵泡刺激素
HCG	human chorionic gonadotropin	人绒毛膜促性腺激素
HMG	human menopausal gonadotropin	人绝经期促性腺激素
ICM	inner cell mass	内细胞团
ICSI	intracytoplasmic sperm injection	卵胞浆内单精子注射
IVF	in vitro fertilization	体外受精
LE	letrozole	来曲唑
LH	luteinizing hormone	促黄体生成素
MZT	monozygotic twins	单卵双胎
NA	not applicable	不适用
P	progesterone	黄体酮
PEG	polyethylene glycol	聚乙烯乙二醇
PGD	preimplantation genetic diagnosis	植入前遗传学诊断
PGS	preimplantation genetic screening	植入前遗传学筛查
PN	pronuclear	原核
PRL	prolactin	催乳素
PROH	propylene glycol	丙二醇

PVP	polyvinyl pyrrolidone	聚乙烯吡咯烷酮
rFSH	recombinant FSH	重组 FSH
T	testosterone	睾酮
TE	trophectoderm	滋养外胚层
TSH	thyroid stimulating hormone	促甲状腺激素
uFSH	urinary purified FSH	尿源性 FSH
VS	vitrification solution	玻璃化溶液
VTS	vanishing twin syndrome	双胎消失综合征